BINGLIXUE

SHIYAN JIAOCHENG

病理学实验教程

主编　王晓杨

ZHEJIANG UNIVERSITY PRESS
浙江大学出版社

图书在版编目(CIP)数据

病理学实验教程/王晓杨主编. —杭州：浙江大学
出版社，2018.8(2021.8重印)
 ISBN 978-7-308-18518-9

Ⅰ.①病… Ⅱ.①王… Ⅲ.①病理学—实验—医学院
校—教材 Ⅳ.①R36-33

中国版本图书馆 CIP 数据核字（2018）第 187896 号

病理学实验教程

王晓杨 主编

责任编辑	秦 瑕	
责任校对	梁 容	陈静毅
封面设计	周 灵	
出版发行	浙江大学出版社	
	（杭州市天目山路 148 号 邮政编码 310007）	
	（网址：http://www.zjupress.com）	
排　版	浙江时代出版服务有限公司	
印　刷	杭州高腾印务有限公司	
开　本	787mm×1092mm 1/16	
印　张	9	
字　数	219 千	
版 印 次	2018 年 8 月第 1 版 2021 年 8 月第 3 次印刷	
书　号	ISBN 978-7-308-18518-9	
定　价	50.00 元	

编　委　会

主　编　王晓杨
副主编　毛宇飞　余　勇
编　者　（按姓氏笔画排序）
　　　　　王晓杨（金华职业技术学院）
　　　　　毛宇飞（金华职业技术学院）
　　　　　方　萍（金华职业技术学院）
　　　　　余　勇（金华职业技术学院）
　　　　　潘晓明（金华职业技术学院）

前　言

　　病理学是医学专业的主干课程,也是沟通基础医学与临床医学的课程,学好病理学,可为后续学习其他医学课程打下坚实的基础。病理学实验课是病理学教学的重要组成部分,学习这门课是学生掌握病理学理论知识、理解和认识病理变化的必由之路。

　　病理学实验教学主要由以下几部分组成:①对人体各种病态组织、器官的大体(肉眼)标本和组织切片或细胞学涂片进行观察、描述,并做出病理诊断;②参观尸体解剖的全过程;③对尸体解剖病例或临床病例进行学习和讨论;④进行多媒体教学,包括观看教学幻灯片、电影、录像等;⑤通过动物实验,验证和巩固基本理论知识,初步掌握复制疾病模型的实验方法及基本操作技术等。

　　通过观察大体标本、切片标本,进行尸体解剖、动物实验等,学生能更好地理解和掌握病理学理论课的基本内容;实验课的教学,可培养学生必备的科学思维方法,提高其综合分析能力和基本操作技能,使其成为动脑、动手能力均较强的实用型高职高专医学人才。我们力图在病理实验课中,创造一个把教材教学、参考书和电子化教学等手段紧密地结合在一起的全方位立体教学环境,使同学们在有限的时间里能学到更多的知识和技能,受到更好的训练,为以后学习临床各学科及从事未来的临床工作打下坚实的基础。

　　为了适应素质教育的要求,突出对学生独立观察能力、思考能力、分析和解决问题能力的培养,本实验教程尽可能要求学生自己观察、描写标本,改变了过去先给出诊断、结论,再由学生描写的做法,未注明有关大体标本及镜下切片的病理诊断名称,要求学生运用相关病理学知识,在观察、分析后,再进行描写、做出病理诊断。理论知识方面,主要是结合有关动物试验,提高理论认识,如本教材通过水肿、缺氧等实验内容,初步使学生了解如何用动物实验复制人类疾病模型。

　　在病理学实验的学习中,强调用联系发展的观点看问题,做到总论与各论相联系、形态与功能相联系、局部与整体相联系、病理与临床相联系,树立科学的思维和分析方法,为后续临床专业课程的学习打下坚实的基础。

　　本实验教程是根据实验室标本的病理特点,综合各专业对病理知识的要求编写的,可作为大中专医学生、函授生、远程教育生、乡村医生培训等的病理学实验教程用书,也可供高职病理学教师及临床医生参考。在具体实施时,各专业可根据其专业特点及要求适当取舍。

　　因编者水平有限加之时间紧迫,恳请大家对书中的不妥、疏漏甚至谬误之处不吝指教,以便我们今后不断改进提高。

目　录

实验一 绪 论

【实验目的】

1. 初步学会观察病理变化的基本方法及掌握主要脏器的病理观察要点;

2. 培养学生根据观察所得,结合相关病理学知识,通过分析、归纳等做出初步病理诊断的能力;

3. 训练医学生必备的实验操作技能。

【实验方法】

1. 标本采集

标本采集自经手术切除或尸体解剖获得的病变器官或组织。

2. 标本固定

病理标本从采集到固定应在 30min 内完成,固定得越早越好,记录离体时间和固定时间;常用的固定液为 10% 的福尔马林(甲醛原液与水按 1∶9 的体积比例配制为无色透明液体)。送检标本常规固定液为被固定标本体积的 5～10 倍;一般标本的固定时间为 12～24h;冰冻切片标本不加任何固定液,将所采集标本立即送检。

3. 标本观察

病理学实验时常用肉眼及显微镜观察标本的形态变化,并联系其机能改变及临床表现,分析和解决临床问题。掌握大体标本和镜检标本的观察与描写方法,是一项最基本的技能。现将这两种标本的基本观察及描写方法简要介绍如下。

(1)肉眼观(大体)标本:首先要确定该标本是什么器官或组织,然后从外向内、从上到下观察器官的体积、形状、颜色、硬度、表面、切面等,按下述程序观察、描写。

大小、重量:实心的器官(如肝、脾、肾等),注意其是否肿大或缩小;有腔脏器官(心、胃、肠等)观察其内脏是否扩大或变狭,腔壁(如心肌、胃壁、肠壁等)是否增厚或变薄,腔内有何内容物。脏器大小可以用长×宽×厚表示(长、宽、厚单位均为 cm),如有可能还应测脏器重量,以克(g)表示。

形状:主要是观察该器官是否变形,有无新生物。

颜色、光泽:如组织充血或出血区呈暗红色(用福尔马林固定后血液颜色变为灰黑色),脂肪呈黄色,胆汁沉积则呈黄绿色。

质地:变硬、变韧、变软或有其他特殊的感觉。

表面:光滑或粗糙,有无结节隆起,结节大小,有无特殊的病灶。

切面:该器官的固有结构,如脑的脑沟、脑回有无改变;灰质、白质有何变化。肝脏切面汇管区或肝小叶是否改变,切面是否有特殊病灶。空腔脏器有无内容物,腔有无扩张或变小。

如在脏器的表面或切面有特殊的病灶,则要对该病灶做进一步观察、描写。其重点内容为以下5个方面。

病灶的位置:即病灶在器官的哪一部位,如肺上叶近肺门部或上叶下部外侧等。

病灶的大小:病灶的大小除用长×宽×高表示外,也可用实物来形容,如粟米大、芝麻大、绿豆大、蚕豆大、鸡蛋大、拳头大等。

病灶的形状:可用圆形、椭圆形、球形、楔形、结节状、菜花状、囊状、不规则形等来描写;同时还要注意颜色和质地等情况。

病灶的数目与分布:病灶是单个还是多个,是散在还是密集分布,分布均匀或不规则。

病灶与周围组织的关系:两者分界是否清楚,是否有压迫周围组织的现象。

(2)镜检切片标本:将显微镜对好光源后,先用肉眼观察一下切片标本的外形,看是否有特征性的病灶;然后把切片置于显微镜载物台上(有盖玻片的一面一定要朝上,切勿放反,以免转到高倍镜时压破切片)。

第一步:先用低倍镜(4×)全面观察该切片情况,辨认出它是什么脏器或组织、各部分的组织结构中是否有异常的病灶或细胞出现,找到需要重点观察的部位,做详细深入的观察。

第二步:根据要求,需要时再用中倍镜(10×)、高倍镜(40×)观察组织或细胞的微细改变。注意一般不用油镜(100×)观察。

第三步:当全面观察并了解了该切片的病变以后,用彩色铅笔在实验指导相应部位认真进行镜下绘图并注字说明,作为实验记录并供复习参考。应根据自己观察到的病变绘图,突出重点、线条清晰,细胞比例和颜色要适当,符合标本实际情况。不要用彩色笔写字。

实验完毕后,应取下切片标本,按编码顺序放入切片盒内。切勿忘记取下切片标本。

4.切片的制作

要将组织制成菲薄的切片标本,要经过许多复杂的步骤。为使同学们大致了解制片过程,简单介绍一下常规石蜡切片法制作切片的主要过程和步骤以及详细操作方法。制作的主要过程为:标本的固定、取材、切片、染色、封固五个环节。每个环节又包括若干步骤。

普通石蜡切片的整个程序为:手术标本(组织、器官)→固定(10%中性福尔马林溶液)→取材→冲洗→脱水→透明→浸蜡→包埋→切片→染色→观察诊断。

凡制作切片的组织,必须先固定,通常使用10%的中性福尔马林溶液(即4%甲醛缓冲溶液)固定,防止组织自溶。固定之后的组织(较大的组织须先选取适当的部位进行取材,切成厚约2mm的组织块)要用流水冲洗,再进行脱水。通常用浓度递增的酒精(乙醇)将组织脱水后再进行透明。将二甲苯浸于石蜡中,再用石蜡包埋组织,制成蜡块,然后用切片机进行切片。为便于观察,还要进行染色,通常采用HE(苏木精—伊红染色法)染色。最后将切片封固,制成长久保存的组织切片标本。全过程大约需24~36h。

5.涂片

涂片是采集病变处脱落的细胞,将其均匀涂在载玻片上,染色后进行观察的方法。

涂片的程序为:采集病变处脱落的细胞(痰、胸水、腹水、宫颈刮片、宫颈毛刷等)→涂片→固定→观察→诊断。

此法设备简单，操作简便，患者痛苦少，易于接受，短时间内即可得出结论，常用于恶性肿瘤的筛查和初步诊断，但要确诊，还需做活检（切片）证实。

【实验内容】

1. 心脏

首先观察其大小（正常时如人右拳大小）、重量（正常成人男性 278～300g，女性 249～294g）、色泽，光滑还是粗糙。正常心尖是尖的，心室扩张时可变钝圆。正常心肌有一定硬度，测试时可提高心房使心竖立，将心尖端靠着台面，逐渐下放，如心肌硬度正常，则保持心尖原形不变；如心尖软陷变形，提示心肌有严重损害。注意心外膜有无出血点，因为在出现窒息、感染和发生血液病等时常有出血点。观察心外膜脂肪组织厚度。

检查心脏表面后，可检查心腔、心肌、心瓣膜、冠状动脉和近心大血管。

心腔扩张时，可表现为瓣膜周径增长。心室扩张明显时，乳头肌和肉柱可变扁平；如房、室腔明显扩张，壁层薄而软，称为肌原性扩张，提示心肌严重损害；如心腔扩张而壁不薄甚至增厚，提示心输出受阻。扩张的心腔内有时可见白色的附壁血栓，须注意。

判断心肌是否肥厚首先看心重量，其次看心房或心室壁厚度是否超过正常，乳头肌及肉柱也常变粗而隆起。如只有左心室肥厚，常为动脉压增高之表现（高血压）；如只有右心室肥厚（5mm 以上）而左心及瓣膜无改变，则为肺源性心脏病的特征。心肌正常呈棕红色，如有脂肪变性则带黄色，有时从心内膜透视，呈虎斑状（称虎斑心，由严重贫血引起）。看心肌有无出血、坏死或脓肿等病灶。有时心外膜脂肪组织增生，可向心肌浸润（心肌脂肪浸润），压迫心肌，使心肌萎缩，尤其是右心室心肌，使心肌菲薄如纸，发生破裂时会导致猝死。

正常心瓣膜菲薄，半透明。检查心瓣膜时注意瓣膜厚度，有无血栓形成，有无穿孔，各瓣膜间有无粘连，瓣膜有无卷缩，与瓣膜相连的腱索有无缩短、变粗，乳头肌有无肥大。

冠状动脉粥样硬化常以左前降支最为明显，检查冠状动脉口后，要沿两冠状动脉主干及前降支和左旋支做多个横切面，检查内膜有无增厚，管腔是否狭窄，或有无血栓形成，估计狭窄程度。

近心血管，主要指主动脉起始段，观察内膜有无粥样硬化斑块，主动脉壁有无向外膨出形成动脉瘤，其内有无血栓形成。

2. 肺

肺重量变化范围较大，究其原因是受含血量的影响，故通常很难确定正常范围，一般情况下不计其重量。肺表面光滑，如有炎症渗出就会变粗糙、失去光泽。观察肺膜下有无出血点。肺表面有无触及结节及实变，大小、范围如何。当有肺气肿时，肺体积增大，肺边缘变钝。观察有无大泡性肺气肿或间质性肺气肿，看气管旁淋巴结和气管叉淋巴结大小，以及切面有无干酪样坏死。最好先从气管灌注福尔马林 1500mL（成人），固定数天，然后在与支气管平行方向做冠状切面，可显示支气管有无狭窄、扩张、变形，尤其要注意肺膜附近支气管腔大小，支气管内膜有无充血、渗出或肿块等，均做记录。

肺本富有弹性，如遇炎症、出血、水肿就会实变。实变病灶可呈灰色，大小不一，散在或融合，可见于支气管性肺炎。发生大叶性肺炎时，实变有时波及一个或几个大叶，有时仅侵犯一个节段；水肿时切面有水流出；出血则呈暗红色（固定后呈灰黑色）。

肺结核是肺常见病变。注意其病变常以肺上部为重,病灶质实,色灰白。如有空洞,要观察其大小,壁之厚薄,空洞内容物(如坏死物质、血块等)。空洞性病变除结核性空洞外,还应注意鉴别肺脓肿、肺坏疽、支气管扩张和霉菌感染等。

3.肝脏

正常成人肝重男性1230~1446g,女性1100~1300g,如肝弥漫性增大,表面与切面无结节,根据其颜色的不同,可以考虑不同的疾病。黄色和纹理不清者为脂肪变性,灰色和纹理不清者为白血病;绿色而小叶分界清楚的考虑阻塞性和原发性胆汁性肝硬化;进一步检查胆道有无阻塞,有无蛔虫、结石、肿瘤等阻塞现象;呈槟榔肝之外观者为肝慢性淤血。

肝表面和切面可见多数结节者要注意结节的大小是否一致。如果结节较小、分散、稀疏、灰白色或绿色,其间结缔组织尚未收缩,质地较软,切面较平整,结节处在其中犹如海中之小岛,应考虑亚急性重症性肝炎;结节多而其间结缔组织发生收缩、质地变硬,切面不平整者则为结节性肝硬化。根据结节大小又可分为三型:小结节型,结节多数小于0.5cm;大结节型,结节0.5~1.0cm;混合型,则上述两种大小的结节各占一半。

结节性肝硬化应与原发性肝癌相区别。后者多为巨块型,少数为结节型和弥漫型,瘤结节可连成大块,中心常见坏死,并多发硬变。转移至肝脏的癌肿,肿块分界清楚,癌中心部常坏死以至表面凹陷。

肝脓肿应观察其部位、大小、单发或多发性、内容物和脓肿壁。阿米巴性脓肿常单发、巨大、多位于右叶,如不合并细菌感染,其内容通常呈棕红色,脓肿壁呈破絮状。细菌性脓肿小而多,脓肿周围有充血、出血带,若感染循胆道而来,则胆道通常可见结石、蛔虫等阻塞,胆管外纤维组织增生。

4.胃

常见病变有胃急性扩大,胃壁菲薄,外观透亮,胃黏膜皱襞消失,胃内充有液体及气体等,观察时注意胃有无破裂。

空胃时黏膜形成许多皱襞,在胃大、小弯呈纵行皱襞。排列形式的改变常代表该部有病变存在。如胃黏膜变薄、皱襞减少,考虑萎缩性胃炎的可能;胃黏膜皱襞变宽变厚,考虑肥大性胃炎的可能。有时胃壁弥漫增厚,皱襞变粗而无肿块,多为胃癌的弥漫浸润。但胃癌常以幽门部增厚最为明显,表面可见位于浅表而分界不明显的溃烂,皱襞消失。胃黏膜表面有许多小窝,称胃小凹,是胃腺的开口处。

有时可见胃黏膜层有许多气泡,多数是死后自溶的表现,气泡位于浅表,可移动;偶见于急性胃炎和肠胃气囊肿病,后者气泡发生于胃、肠各层,直至浆膜下。胃出血时,胃内含黑色凝血块。欲判断出血血管,可挤压附近血管看看血液从哪条血管流出;也可将液体注入附近血管中,检查液体从何处流出。胃出血常见原因为门静脉高压、慢性消化性溃疡、急性溃疡或糜烂及胃癌。

胃内发生溃疡性病变时,应注意观察溃疡数目、位置、大小、深度、形状、溃疡底及边缘、附近皱襞走向等。急性溃疡形状不规则,边缘锐利,数目不一,可分布于各处。消化性溃疡常单个、圆形,直径常在2cm以内。溃疡边缘整齐,状如刀割,底部通常穿越黏膜下层,深达肌层甚至浆膜。黏膜下肌层完全被侵袭破坏,代之以肉芽组织及疤痕组织。附近皱襞向溃疡收缩,呈放射状分布。如系溃疡型胃癌,则溃疡单个或多个,直径常大于2cm,有的边缘隆起,如呈火山喷口状,底部凹凸不平;有的边缘不清楚,多呈皿状,周围黏膜皱襞中断,呈结节状肥厚。胃壁切面则见灰白色癌组织向胃壁各层浸润性生长,胃壁层次不清且被破坏。

5.肾

正常成人肾重范围(双侧):男性 247~298g,女性 247~275g。如果肾脏弥漫性肿大且呈红色并有出血点,则考虑急性肾炎等。若肾脏变小,而且表面呈细颗粒状,则应考虑慢性高血压病的晚期或慢性肾炎;如果表面不规则疤痕状,则可能为慢性肾盂肾炎或动脉粥样硬化性固缩肾。如果表面呈局部隆起,颜色苍白,周围有充血、出血带,结合切面呈楔形病灶、底与表平行,尖端指向肾门,则为新鲜梗死。脓肿时可见表面呈多数粟粒状细小病灶,与包膜粘连,剥离包膜,脓肿膜破溃后则只见小陷窝状囊腔,内含脓液。肾肿瘤可见局部肿块,按肾之长轴做肾之切面,分别观察皮质、髓质和肾盂的病变。双肾皮质坏死见于弥散性血管内凝血(DIC)。肾乳头苍白色,类似梗死的病变见于糖尿病等。肾盂积水、积脓,则肾盂肾盏扩张,内充以澄清液或脓液,肾切面若见多数空洞,空洞壁参差不齐,且内充有干酪样坏死物质,空洞周围又见粟粒大小的结节,则为肾结核之征。全肾或部分肾为多数囊腔所占,囊内含透明物质,则为多囊肾之征。肾实质恶性肿瘤,在成人主要为肾腺癌,在小儿多为肾母细胞瘤,可见于肾的一端或两极。肾腺癌常单个,圆形,直径为 5~10cm 不等,有假包膜,其切面呈灰黄色、灰白色或红棕色,可见坏死。肾母细胞瘤大者可达小儿头大小,圆形,有假包膜,切面质地、颜色多样化。一般均质,鱼肉样、柔软,但有时可见蓝灰色透明软骨样区,有时又有钙化,还可见出血、坏死,囊腔形成。

【单项选择题】

A 型题(最佳选择题:五项备选答案中,只有一项正确或最佳,后同)

1.手术切除病理标本常用的固定液是 ( )

  A.10％甲醛溶液   B.10％福尔马林溶液   C.4％福尔马林溶液

  D.95％酒精溶液   E.75％酒精溶液

2.病理学的主要研究方法是 ( )

  A.活体组织检查   B.细胞学检查   C.尸体解剖检查

  D.动物实验   E.临床生化检查

3.以形态变化为重点研究疾病发生发展规律的学科称为 ( )

  A.病理解剖学   B.病理生理学   C.分子病理学

  D.免疫病理学   E.遗传病理学

B 型题(配伍选择题:4—8 题共用备用选项,后同)

  A.尸体解剖   B.活体组织检查   C.细胞学检查

  D.动物实验   E.临床病理讨论

4.制成涂片,简便易行,提供临床诊断,适用于肿瘤筛查、普查 ( )

5.复制疾病模型,研究疾病发生发展规律 ( )

6.探讨死因,使病变与临床表现相印证,是病理学的主要研究方法 ( )

7.临床上最常用的确诊肿瘤的检查方法 ( )

8.临床医生和病理医生的联席会议,有利于对疾病做深入研究 ( )

实验二 组织的适应、损伤和修复

【实验目的】

1. 掌握萎缩、肥大、增生、化生的概念，熟悉萎缩、肥大、化生的形态学特征；
2. 掌握细胞水肿、玻璃样变性、脂肪变性的形态学变化；
3. 掌握坏死的基本的病理变化、类型及结局的病理变化特点。

【实验内容】

(一)大体标本

1. 萎缩

(1)脾囊肿：如图 2-1、图 2-2 所示，脾囊肿一只，切面可见一直径为 15cm 的大囊腔。囊内液体已流尽，右侧可见萎缩的脾组织。（脾组织为什么萎缩？_____。）

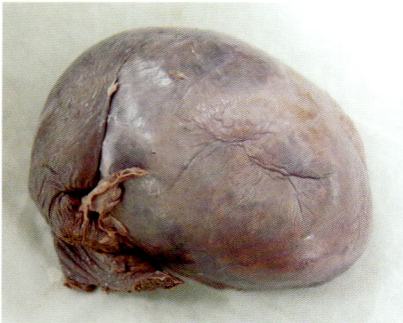

图 2-1 脾囊肿表面观

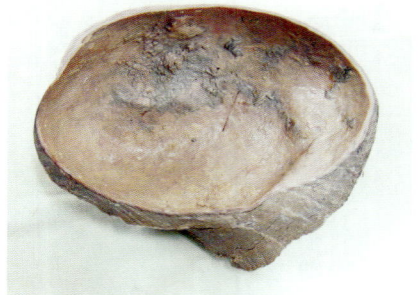

图 2-2 脾囊肿切面观

(2)观察如图 2-3 所示标本后描述。

肾外形：

肾盂肾盏：

肾实质：

病理诊断：

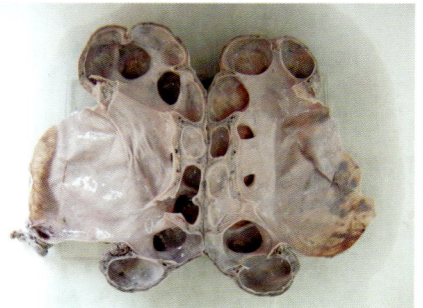

图 2-3 肾盂积水切面观

2.肾代偿性肥大

如图 2-4、图 2-5 所示,因左肾切除,右肾发生代偿性肥大,重 388g(正常一侧重 140g),大小为 13.9cm×7.0cm×9.0cm,切面肾皮质增厚,达 0.8cm(正常 0.6cm)。

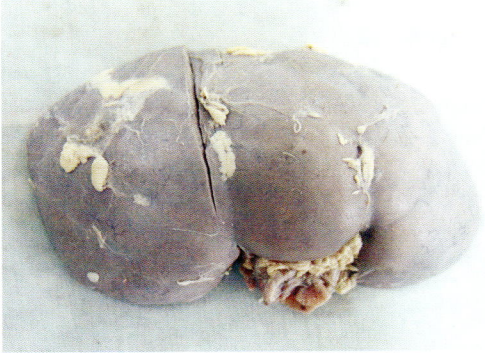

图 2-4 右肾代偿性肥大表面观

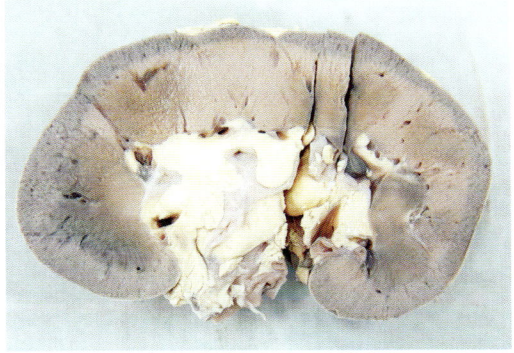

图 2-5 右肾代偿性肥大切面观

3.前列腺增生

前列腺增大,呈结节状,表面光滑、质韧(图 2-6)。

4.子宫内膜增生症

子宫剖面见内膜较正常增厚,有处内膜增生形成 2.0cm×2.5cm 息肉样突起(旧称息肉样子宫内膜炎),表面有糜烂、出血(图 2-7)。

5.变性

(1)肝细胞水肿:如图 2-8 所示,肝脏肿大,无光泽,色淡而混浊,切面包膜外翻,肝实质突出,凹陷处为汇管区。

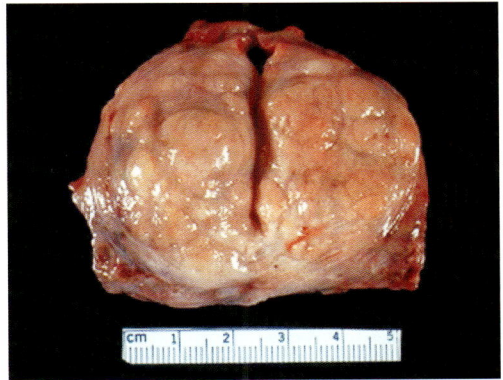

图 2-6 前列腺增生

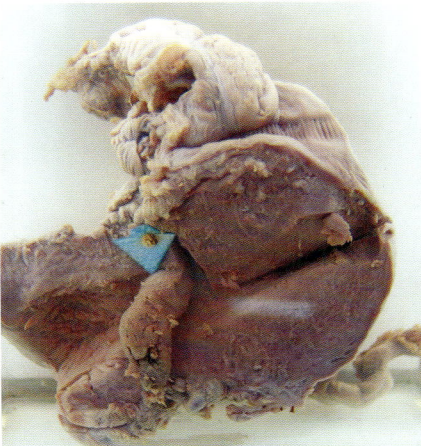

图 2-7 子宫内膜增生症

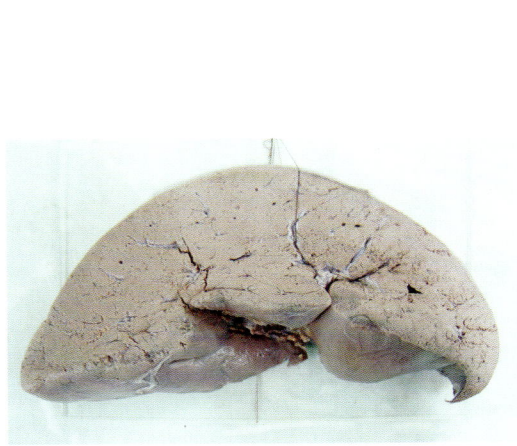

图 2-8 肝细胞水肿

（2）观察图 2-9、图 2-10 后描述。

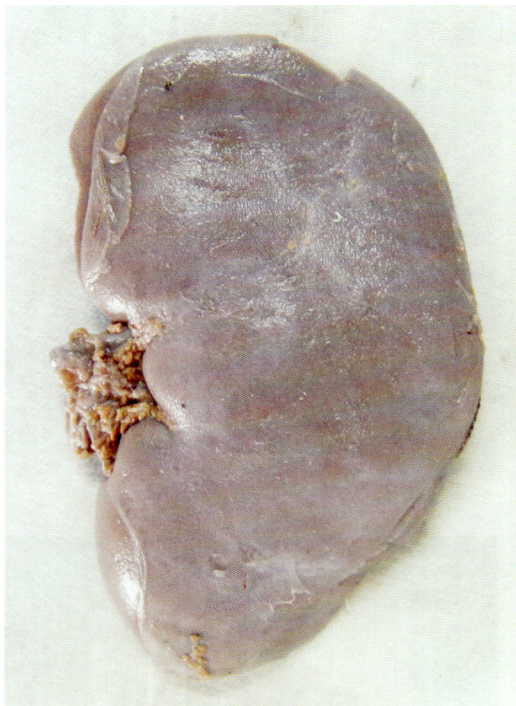 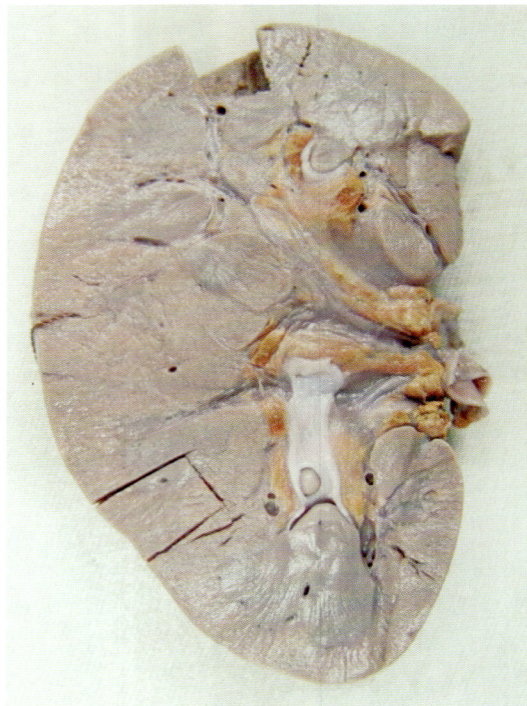

图 2-9   图 2-10

病变描写：病变器官为_____，体积_____，颜色_____，重量_____，包膜_____。

病理诊断：_____。

（3）观察图 2-11、图 2-12 后描述。

器官：_____。

病变描写：体积_____，颜色_____，包膜_____，比重_____，触之有_____感。

病理诊断：_____。

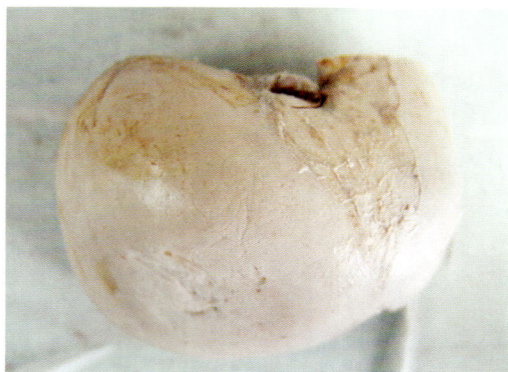 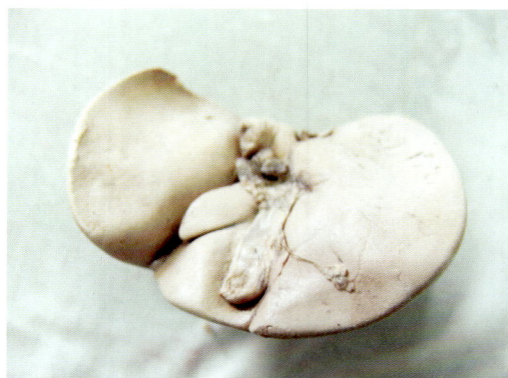

图 2-11   图 2-12

(4)肺结核病伴脓胸:如图 2-13 所示,胸膜高度增厚达 0.3~0.8cm,切面灰白略呈半透明、致密、坚韧、缺乏弹性,即玻璃样变性。

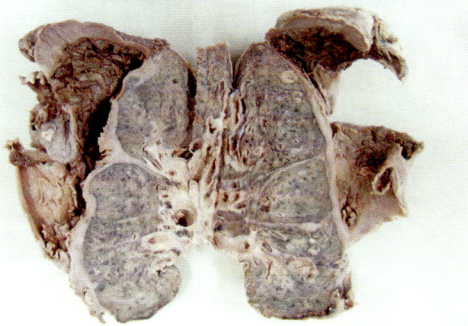

图 2-13 结缔组织玻璃样变性

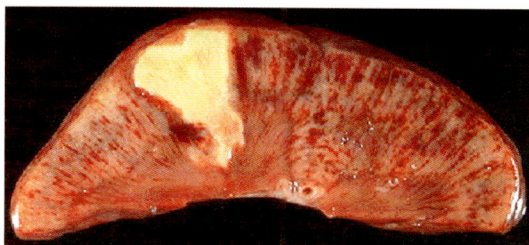

图 2-14 肾贫血性梗死

6.坏死

(1)肾贫血性梗死:如图 2-14 所示,凝固性坏死灶的形态为_____,颜色为_____,与周围正常组织的分界特点为_____。

(2)肾结核(干酪样坏死伴空洞形成):如图 2-15 所示,肾切面可见多个大小不等的空洞,空洞壁内黏附黄白色、质地松软的坏死灶,状似干酪,故称干酪样坏死(干酪样坏死已脱落,通过_____排出,在原有的部位形成_____)。

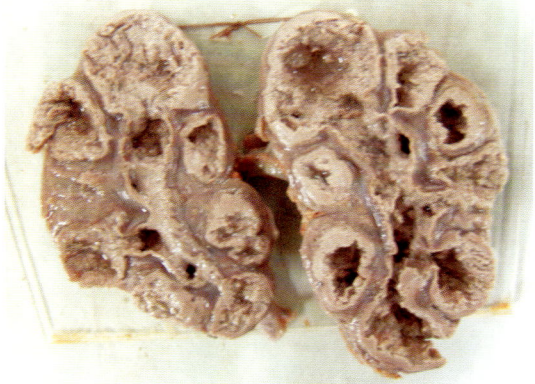

图 2-15 肾结核(干酪样坏死伴空洞形成)

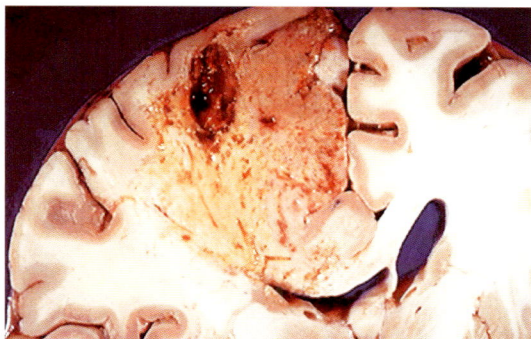

图 2-16 脑的液化性坏死

(3)脑脓肿:脓肿是液化性坏死的一种,如图 2-16 所示,大脑切面在颞叶处可见一大小约 2cm×4cm 的脓肿腔,腔内组织坏死液化形成的脓液在标本切开时已流失,尚留下少量脓性物质附于脓肿壁。

(4)右足干性坏疽:如图 2-17 所示,右足大拇趾及第二脚趾坏死,呈深黑色,坏死组织质硬而干燥,与正常组织分界清楚。发生坏疽的大拇趾部分已脱落。

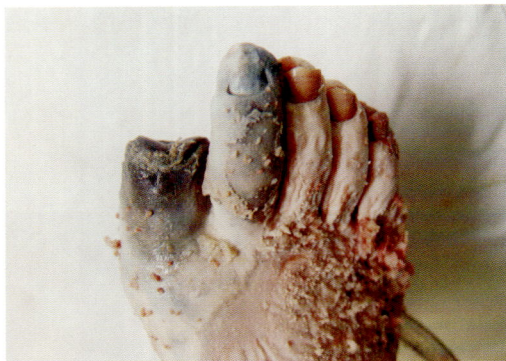

图 2-17　右足干性坏疽

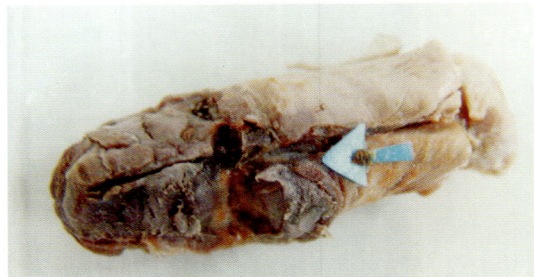

图 2-18

（5）观察图 2-18 后进行描述。

器官：_____。

病变描写：_____。

病理诊断：_____。

（6）坏疽性阑尾炎：请在图 2-19 中标出正常阑尾、单纯性阑尾炎、蜂窝织炎性阑尾炎、坏疽性阑尾炎；坏疽性阑尾炎的特点为阑尾肿胀变粗，浆膜面失去正常光泽，有少许渗出物附着，部分阑尾组织呈污秽黑色，与正常组织分界不清。

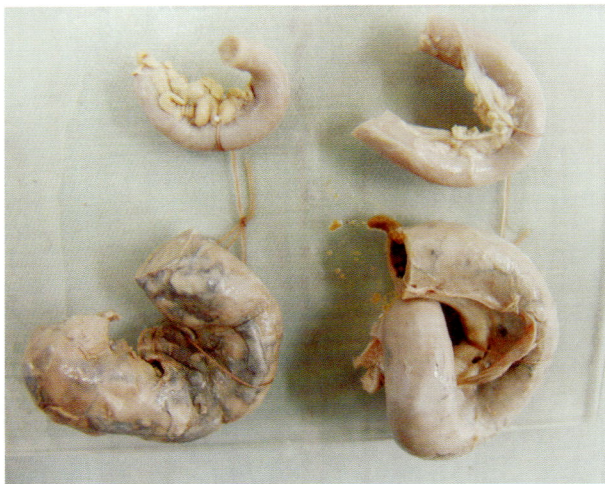

图 2-19　正常阑尾及阑尾炎

7. 坏死的结局

（1）溃疡：如图 2-20 所示，胃溃疡胃小弯近幽门处黏膜面可见一大小约为 1cm×1cm 的黏膜缺损。

（2）空洞：如图 2-21 所示，肺结核性空洞肺上叶可见陈旧性厚壁空洞，直径约为 3.5cm，空洞壁由灰白色纤维组织构成，厚为 0.4～0.5cm，内衬有少量干酪样坏死物。

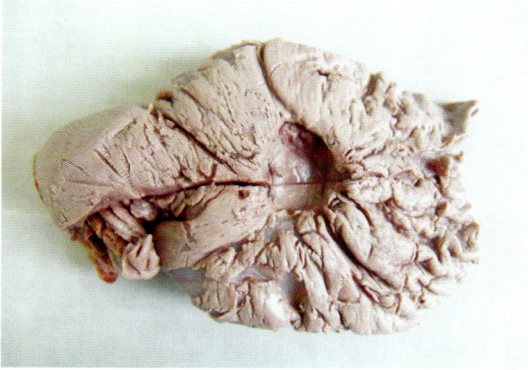

图 2-20 胃溃疡

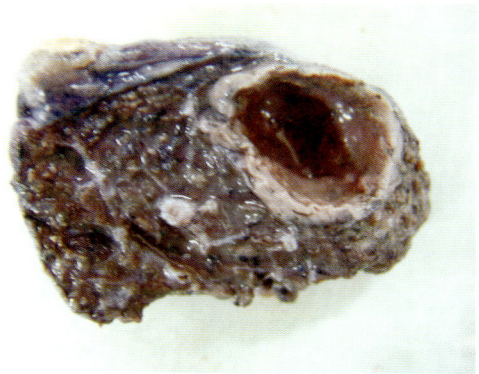

图 2-21 肺结核空洞

(二)切片标本

1.观察图 2-22 后描述

如图 2-22 所示,部分肝细胞细胞质中出现大小不一的空泡(制片过程中脂肪滴被脂溶剂溶解而留下的空泡),细胞质稀少。有的肝细胞核被挤向一侧,呈半月形。

学生绘图及说明:

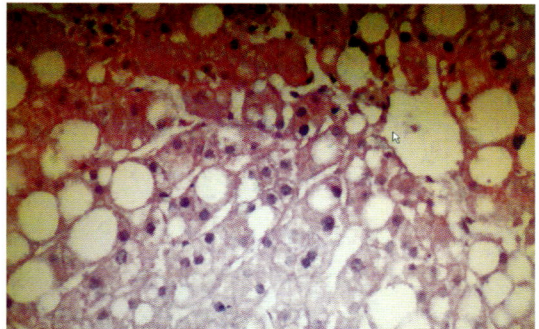

图 2-22

病理诊断:

2.肾小管细胞水肿

特点为肾近曲小管上皮细胞肿大,管腔变窄。如图 2-23 所示,高倍镜下观察上皮细胞浆内可见许多嗜伊红颗粒。

学生绘图及说明:

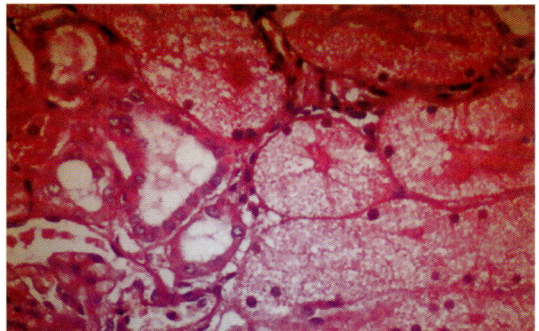

图 2-23

病理诊断：

3.肉芽组织

如图 2-24 所示,肉芽组织中有大量新生的成纤维细胞及毛细血管,组织水肿,其中散在炎症细胞浸润。请标出肉芽组织的主要组成成分。

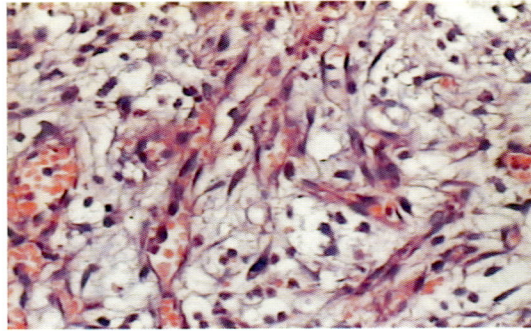

图 2-24

4.干酪样坏死

坏死组织结构彻底消失,嗜伊红染色;边缘为上皮样细胞和多核巨细胞(郎汉斯巨细胞)。请在图 2-25 中标出干酪样坏死组织,在图 2-26 中标出郎汉斯巨细胞。

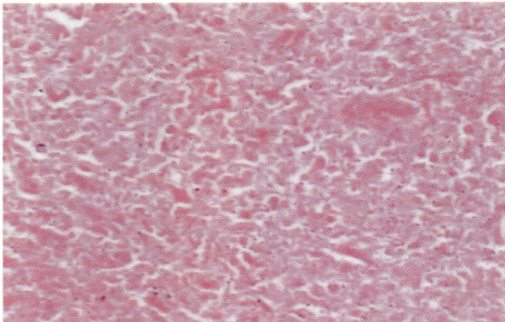

图 2-25

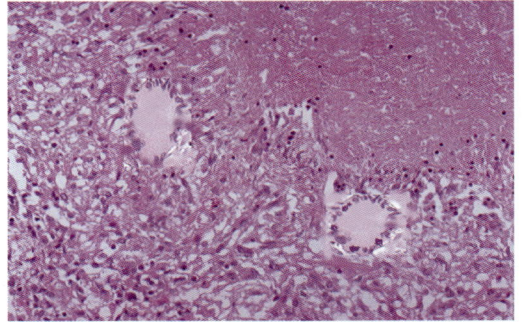

图 2-26

5.宫颈鳞状上皮化生

如图 2-27 所示,宫颈黏膜被覆单层柱状上皮,部分由鳞状上皮替代。

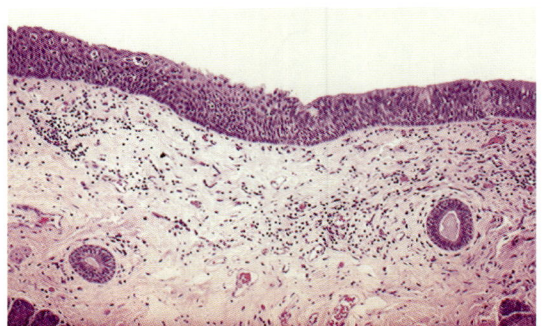

图 2-27　宫颈鳞状上皮化生

【病例分析】

患者,男性,70岁,既往有高血压病病史28年。尸检见左、右冠状动脉粥样硬化,且以左支为重,左心室壁厚1.5cm,有苍白色病灶。镜下大片心肌细胞核溶解消失,细胞质均质红染,病灶周围部分心肌细胞体积增大,染色变深,部分心肌细胞体积缩小,核周有褐色颗粒样物。心肌间质中脂肪组织丰富,由心外膜伸入至心肌细胞间。脾小体中央动脉和肾入球小动脉管壁增厚、均匀粉染,管腔狭窄。根据所学的病理知识,你认为该心脏、脾脏和肾脏发生了哪些基本病变?

【单项选择题】

A型题

1. 萎缩的心脏颜色变深,其原因是萎缩的心肌细胞内含有　　　　　　　　　　（　　）
   　A.黑色素颗粒　　　　　　B.脂褐素颗粒　　　　　　C.含铁血黄素颗粒
   　D.胆红素　　　　　　　　E.炭尘

2. 脂肪变最常发生的器官　　　　　　　　　　　　　　　　　　　　　　　　（　　）
   　A.肝　　　　　　　　　　B.心　　　　　　　　　　C.肾
   　D.骨骼肌　　　　　　　　E.脾

3. 下列哪种病变不属于液化性坏死?　　　　　　　　　　　　　　　　　　　（　　）
   　A.急性坏死性胰腺炎　　　B.脑脓肿　　　　　　　　C.干酪样坏死
   　D.脑软化　　　　　　　　E.乳腺外伤

4. 干性坏疽时,下列哪项是错误的　　　　　　　　　　　　　　　　　　　　（　　）
   　A.动脉阻塞,静脉通畅　　B.坏死区干燥、皱缩　　　C.与正常组织界限清楚
   　D.全身中毒症状明显　　　E.属缺血性坏死

5. 下列说法错误的是　　　　　　　　　　　　　　　　　　　　　　　　　　（　　）
   　A.肝细胞水肿,如果原因持续存在,可转化为肝细胞脂肪变
   　B.轻度的肝细胞脂肪变通常情况下不引起肝功能障碍
   　C.弥漫的肝细胞脂肪变的肝脏即可称为脂肪肝
   　D.重度肝脂肪变可继发肝硬化
   　E.肝脂肪变与中毒、缺氧及营养障碍等有关

6. 瘢痕组织与肉芽组织相比　　　　　　　　　　　　　　　　　　　　　　　（　　）
   　A.成纤维细胞增多,毛细血管减少,炎细胞消失
   　B.成纤维细胞减少,毛细血管减少,炎细胞消失
   　C.成纤维细胞减少,毛细血管增多,炎细胞消失

D. 成纤维细胞增多,毛细血管增多,炎细胞消失

E. 成纤维细胞增多,毛细血管增多,炎细胞增多

7. 以下哪项不是健康肉芽组织的表现 （   ）

    A. 鲜红色、细颗粒状　　　　B. 容易出血　　　　　　　　C. 早期痛感不敏感

    D. 颜色苍白、水肿明显　　E. 有抗感染作用

8. 肉芽组织具有抗感染作用主要是由于 （   ）

    A. 成纤维细胞　　　　　　　B. 毛细血管

    C. 炎细胞,主要包括巨噬细胞和中性粒细胞等

    D. 能刺激抗体产生免疫反应　　　　　　　　　　　　E. 以上都不对

9. 某患者一侧输尿管结石致肾盂积水、肾萎缩,这种萎缩主要属于下列哪一种类型

    （   ）

    A. 营养不良性萎缩　　　　　B. 失用性萎缩　　　　　　　C. 生理性萎缩

    D. 压迫性萎缩　　　　　　　E. 内分泌性萎缩

10. 关于化生不正确的是 （   ）

    A. 化生是分化成熟的细胞直接转变为另一种分化成熟细胞的过程

    B. 化生在某种程度上可提高局部组织的抵抗力

    C. 通常上皮细胞只能化生为上皮细胞,间叶细胞只能化生为间叶细胞

    D. 化生有可能导致肿瘤的发生

    E. 化生是适应的一种

B 型题

    A. 体积增大,颜色苍白　　B. 体积增大,呈淡黄色,有油腻感

    C. 体积增大,切面红、黄相间,状如槟榔

    D. 体积缩小,切面灰白　　E. 体积缩小,切面灰红

11. 慢性肝淤血 （   ）

12. 脂肪肝 （   ）

13. 肝浊肿 （   ）

    A. 严重贫血时,脂肪变的心肌纤维与正常心肌纤维相间排列

    B. 风湿性心包炎时,大量纤维素渗出覆盖在心外膜表面

    C. 心外膜增生的脂肪组织伸入心肌细胞间

    D. 风湿性心包炎时,大量浆液渗出到心外膜表面

    E. 心脏体积增大,颜色苍白

14. 心肌脂肪浸润 （   ）

15. 虎斑心 （   ）

16. 绒毛心 （   ）

    A. 有丰富的新生的毛细血管和幼稚的纤维母细胞

    B. 平滑肌细胞间可见大量的炎细胞浸润

    C. 细动脉内膜下有血浆浸润

    D. 纤维母细胞变为纤维细胞,形成多量的胶原纤维

    E. 出现肌纤维母细胞增生

17. 肉芽组织
18. 瘢痕组织　　　　　　　　　　　　　　　　　　　（　　）
　　A. 组织缺损大,有感染　　　　B. 组织缺损大,无感染
　　C. 组织缺损小,无感染　　　　D. 组织缺损小,有感染
　　E. 创缘整齐,有感染
19. 一期愈合　　　　　　　　　　　　　　　　　　　（　　）
20. 二期愈合　　　　　　　　　　　　　　　　　　　（　　）

实验三　局部血液循环障碍

【实验目的】

1.掌握静脉性充血(淤血)、血栓形成、栓塞和梗死等病变的发生原理及病理形态变化；
2.观察静脉注入空气所引起的肺(小)循环空气栓塞的严重后果；
3.了解动脉性充血、出血等发生的机理及病理形态特点。

【实验内容】

(一)大体标本

1.动脉性充血

(1)脑充血:脑充血特征如图 3-1、图 3-2 所示,软脑膜血管明显扩张充血,以枕叶脑回处的血管扩张充血最为明显(正常时,脑沟处的血管可见,而脑回处的血管不明显)。

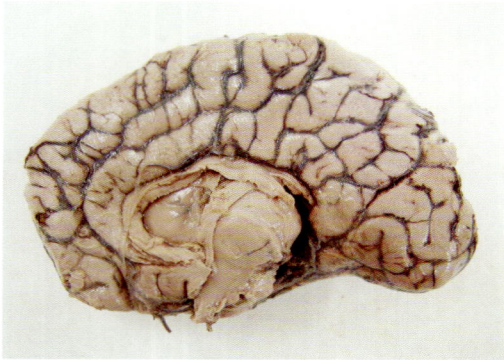

图 3-1　脑充血

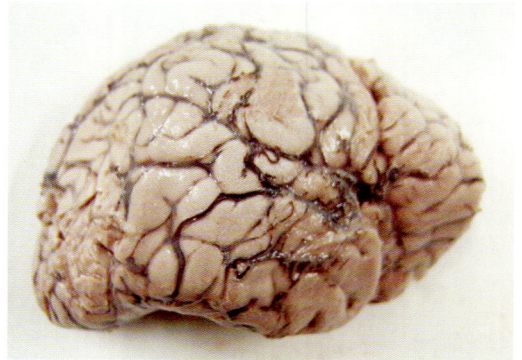

图 3-2　脑充血表面

(2)阑尾炎:如图 3-3 所示,阑尾浆膜面血管明显扩张充血。(为什么?)

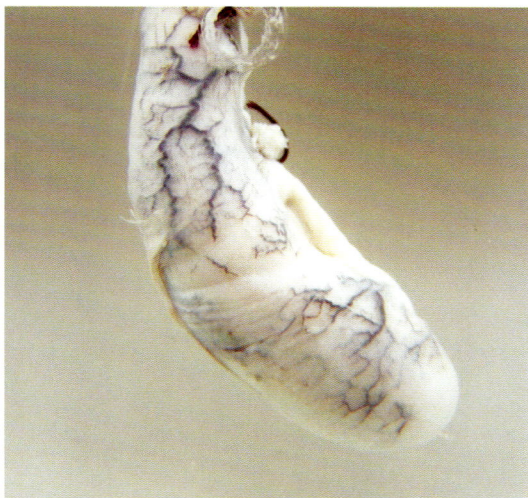

图 3-3　阑尾浆膜充血

2. 静脉性充血（淤血）

（1）慢性肝淤血——槟榔肝:肝表面及切面均可见到红黄相间的斑纹（图 3-4），酷似中药槟榔，请与中药槟榔（图 3-5）对照。

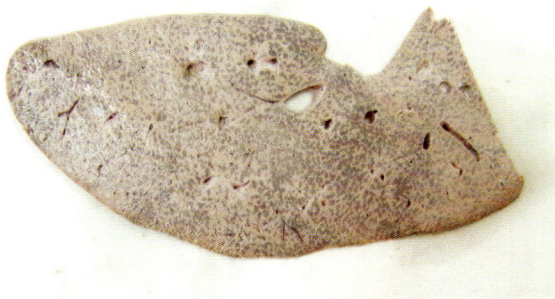

图 3-4　槟榔肝

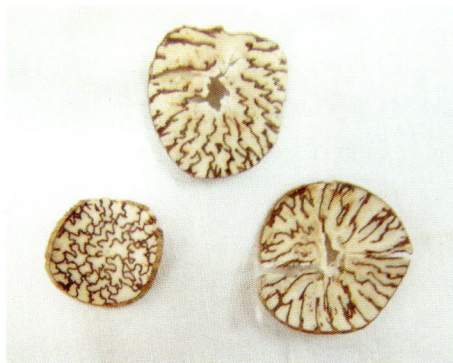

图 3-5　中药槟榔

请思考:慢性肝淤血的常见病因是_____,暗红色区为_____区，黄色区为_____区。长期慢性肝淤血引起的肝脏病变称为_____。

（2）慢性肺淤血:如图 3-6 所示,肺体积_____,质地坚实饱满,原有细微海绵状疏松纹理不明显,切面呈褐色（标本新鲜时为暗红色,切面可见_____状液体流出）,有散在铁锈色斑点（是什么?_____），表面有许多紫黑色斑点,此为肺毛细血管淤血部位。肺内散在黑色斑点为炭末沉积所致。

（3）慢性肾淤血:如图 3-7 所示,肾脏体积增大,暗红色,重量增加,常由_____引起。

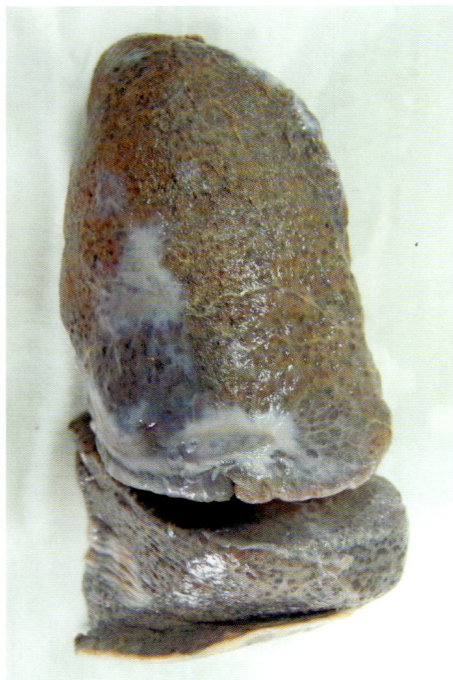

图 3-6　慢性肺淤血

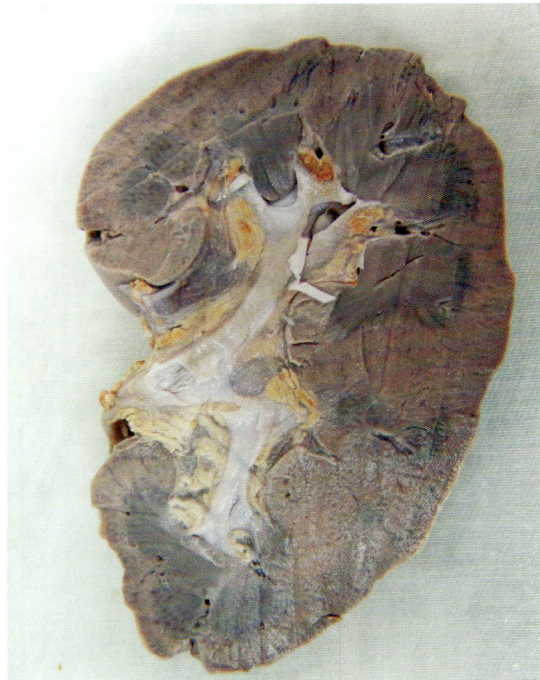

图 3-7　慢性肾淤血

（4）慢性脾淤血：如图 3-8 所示，脾体积显著增大，重量增加，包膜紧张，透过包膜见多处暗红色瘀斑，为淤血明显处。

（5）请同学观察图 3-9 后描述。

器官：_____。

病变描写：体积_____，重量_____，颜色_____，包膜_____
_____。

病理诊断：

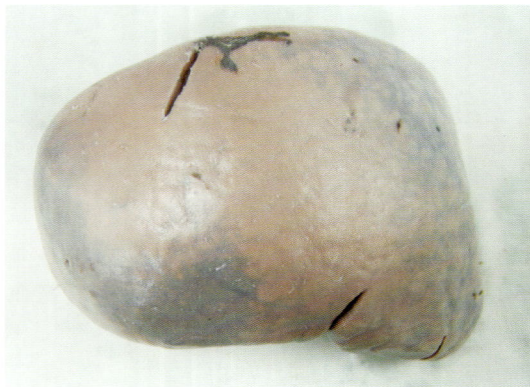

图 3-8　慢性脾淤血

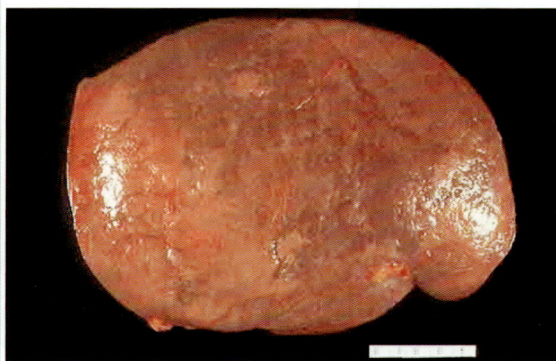

图 3-9

（6）肠套叠：如图 3-10 所示，已剖开的肠腔内，可见一段肠管嵌入，嵌入部肠管显著肿胀（为什么？会造成什么后果？）

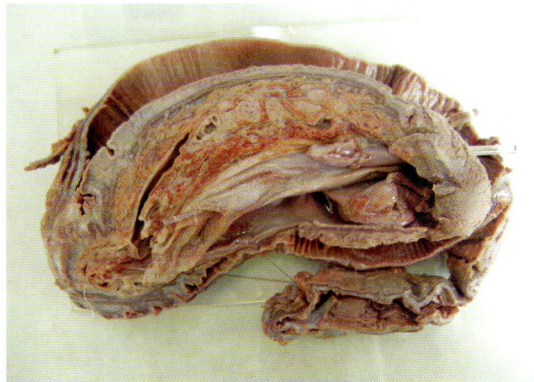

图 3-10 肠套叠

（7）淤血性肝硬化：如图 3-11 所示，肝体积略缩小，质偏硬，表面呈细颗粒状（以边缘处最为明显）。切面可见红黄相间的斑纹。

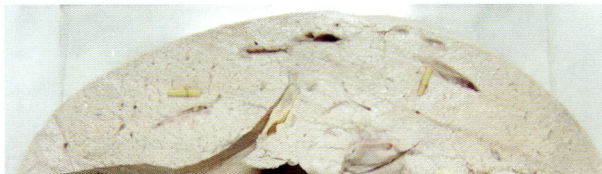

图 3-11 淤血性肝硬化

3.血栓形成

（1）肠系膜静脉血栓形成：如图 3-12 所示，肠系膜静脉内有 1.5cm×1.0cm 的暗红色固体物充塞，与血管壁粘连牢固。所属肠段肿胀，呈暗红色，有轻度坏死。

请思考：血栓形成的条件、转归和对机体的影响。

（2）心瓣膜血栓形成：如图 3-13 所示，主动脉瓣因细菌感染发生瓣膜炎，瓣膜被破坏并有约 2cm×1cm 大小不规则的血栓形成，呈灰褐色，较松脆，易脱落。

请思考：脱落后将产生什么后果？

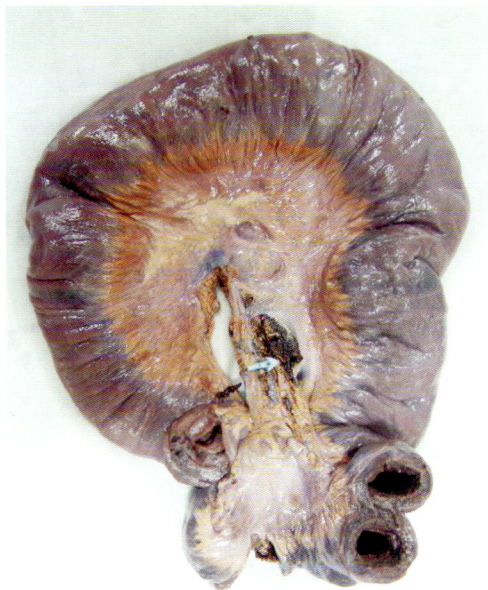

图 3-12 肠系膜静脉血栓

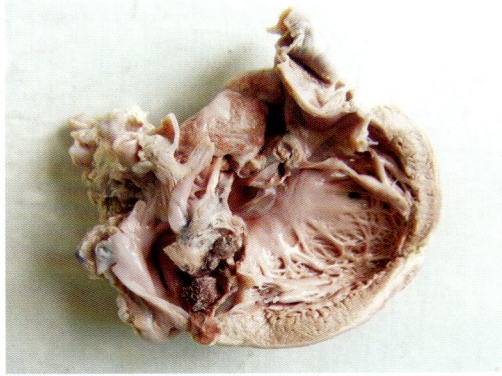

图 3-13　细菌性心瓣膜血栓

4.梗死

(1)观察图 3-14 后描述该标本。

器官：_____。

病变描写：病灶呈_____形；底部_____；尖端指向_____,颜色为_____
_____,大小为_____,病灶与正常组织间分界_____。

病理诊断：_____

(2)肺出血性梗死：如图 3-15 所示,肺左下叶可见紫黑色病灶,略呈楔形,大小约 2cm×
3cm,边界不甚清楚,其附近肺膜有少量纤维蛋白渗出。

请思考：病灶处肺组织镜下有何改变？为什么？

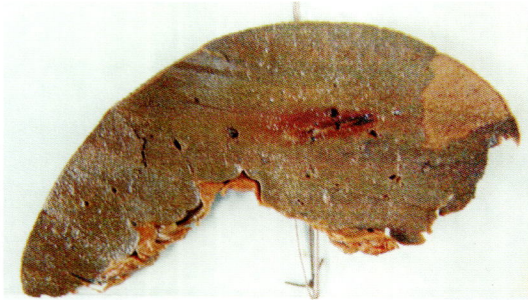

图 3-14

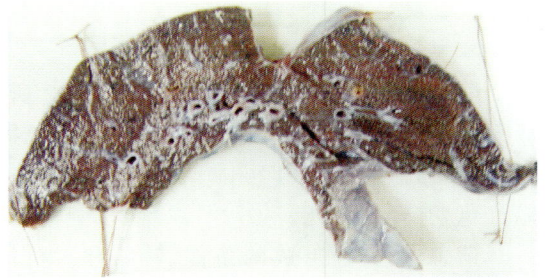

图 3-15　肺出血性梗死

5.出血

(1)脑出血：如图 3-16 所示,脑切面上,左侧脑室前角的上部,有一 2cm×2cm 的出血
灶,出血处脑组织被破坏。

(2)脑多发性出血：大体标本如图 3-17 所示。

(3)心内膜下出血：大体标本如图 3-18 所示。

(4)脾破裂性出血：大体标本如图 3-19 所示。

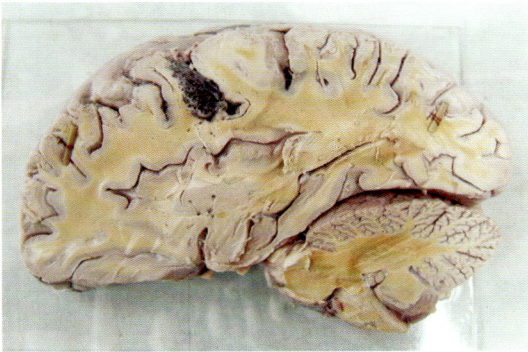

图 3-16　脑出血

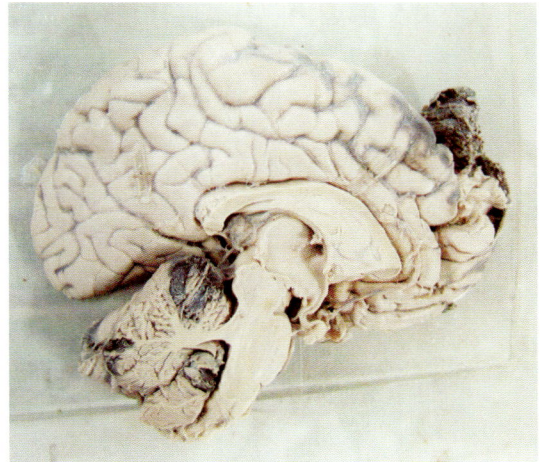

图 3-17　脑多发性出血（大脑额叶及小脑有多个出血灶）

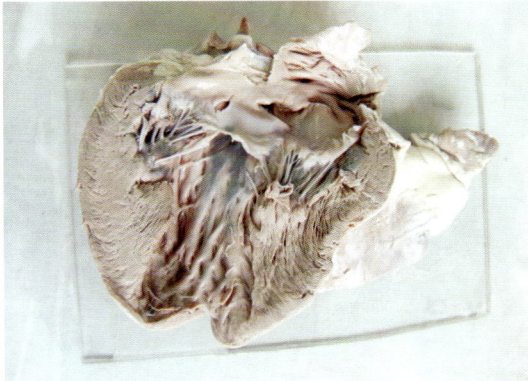

图 3-18　左心室内膜下可见大部分区域为出血灶（漏出性出血）

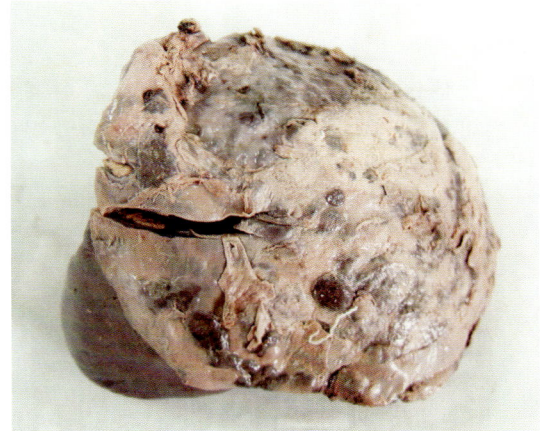

图 3-19　脾破裂性出血

（二）家兔空气栓塞实验

（1）观察正常家兔情况（呼吸、心跳、角膜反射、瞳孔大小、口唇颜色等）。

（2）用注射器向家兔耳缘静脉内迅速注入空气 5～10mL，密切观察动物变化。

（3）家兔呼吸停止后，立即打开胸腔，进行观察。此刻动物心脏还在颤动，通过扩张的右心耳薄壁及肺动脉可以看见空气泡。心脏周围大血管从根部结扎后剪断。将心脏放在有水的器皿中，在水面下将右心房剪开，注意观察有什么现象发生。

讨论：由兔耳缘静脉注入空气，为什么会引起家兔死亡？

（三）切片标本

1. 观察图 3-20、图 3-21 后描述

低倍镜观察肺泡间隔毛细血管高度扩张充盈，纤维组织增生而使间隔增宽。部分肺泡腔内可见淡红色水肿液、红细胞及心力衰竭细胞（图 3-20）。高倍镜下观察心力衰竭细胞的特点为胞浆内有棕黄色＿＿＿＿＿＿＿＿＿＿＿＿＿＿＿＿颗粒（图 3-21）。

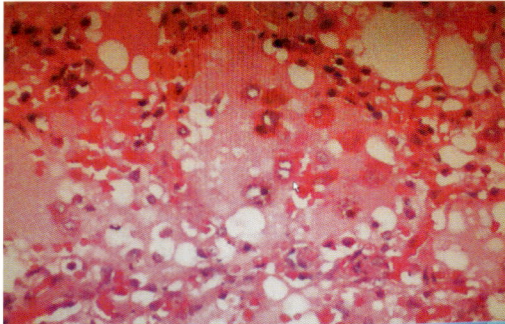

图 3-20　慢性肺淤血（低倍镜）

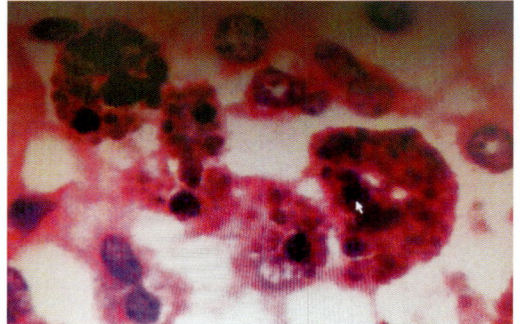

图 3-21　心力衰竭细胞（高倍镜）

学生绘图：

病理诊断：

2.观察图 3-22 后描述

如图 3-22 所示,血管中可见淡红色波浪状的梁状结构,主要为凝集的血小板;小梁的两侧缘排列着少量白细胞,小梁之间有大量红细胞及纤维蛋白网。请标出图中的血小板梁、红细胞、白细胞。

镜下绘图及说明:

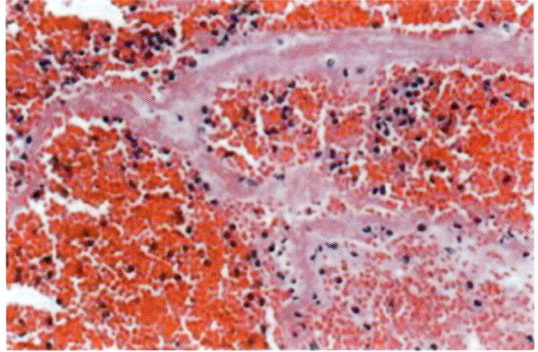

病理诊断:

图 3-22

3.脾贫血性梗死

肉眼观察,切片组织中染色较淡部分即为梗死区,染色较深部分为正常组织。低倍镜观察到梗死区组织坏死,结构不清,仅见残存组织轮廓,脾小梁隐约可见(图 3-23)。梗死区周边的正常组织扩张充血,组织间隙内有较多漏出的红细胞(此即为肉眼所见的充血出血带)。

4.慢性肝淤血

如图 3-24 所示,肝小叶中央静脉及其周围肝窦扩张,充满红细胞,淤血区肝细胞萎缩,肝小叶周边肝细胞脂肪变性。

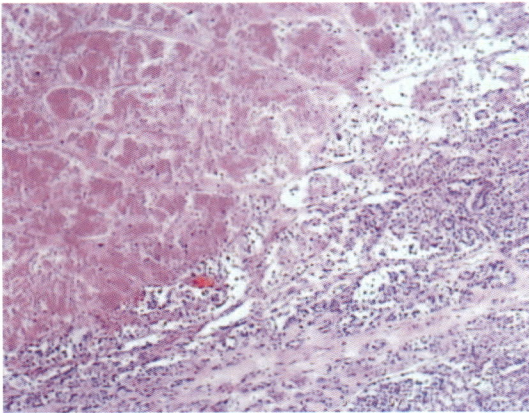

图 3-23　脾贫血性梗死

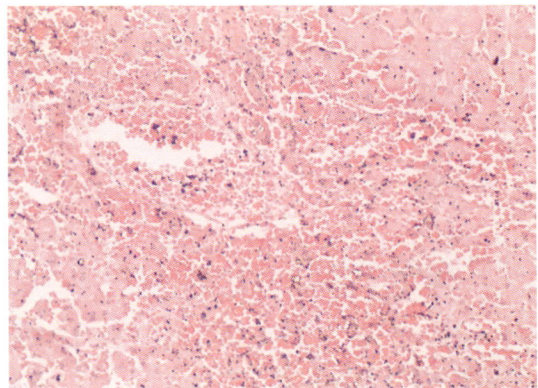

图 3-24　慢性肝淤血

5.血栓形成及机化

如图 3-25 所示,血管腔闭塞,血小板凝集成小梁,纤维蛋白网罗红细胞、白细胞。血栓与管壁紧密粘连,周围已有肉芽组织形成。

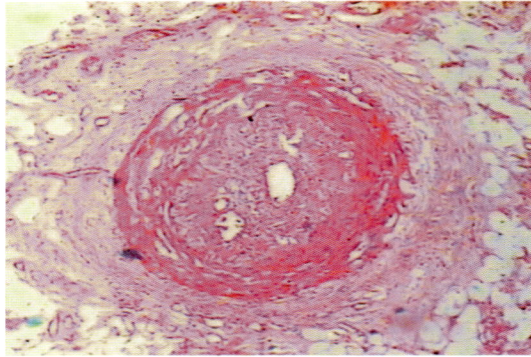

图 3-25　血栓机化再通

(四)动脉性充血和静脉性充血实验(课后操作并拍照对比)

1.动脉性充血

用手指揉眼睑数分钟后观察结膜改变,记录他觉和自觉症状、颜色、温度、毛细血管网的情况。

2.静脉性充血(淤血)

用橡皮圈结扎手指根部约 5min,与旁边未结扎手指比较颜色、温度、感觉。

【病例分析】

患者,王××,女,32 岁。小时候曾有过四肢大关节疼痛病史,近年来经常感到心悸、气急咳嗽,有时咯粉红色泡沫样痰,一直以为是"气管炎",仍坚持劳动。最近几天,心悸又加重,并出现右上腹部疼痛,两下肢浮肿。去医院就诊,住院治疗。试用病理变化分析解释其心悸、气急咳嗽,咯粉红色泡沫样痰,右上腹部疼痛,两下肢浮肿等临床表现。

【单项选择题】

A 型题

1. 延续性血栓形成的顺序为　　　　　　　　　　　　　　　　（　　）
   A. 白色血栓——混合血栓——红色血栓
   B. 白色血栓——红色血栓——混合血栓
   C. 红色血栓——混合血栓——白色血栓
   D. 混合血栓——红色血栓——白色血栓
   E. 混合血栓——白色血栓——红色血栓

2. 心力衰竭细胞是指　　　　　　　　　　　　　　　　　　　　（　　）
   A. 心力衰竭时某些形态特殊的心肌细胞
   B. 褐色硬变肺内含有含铁血黄素颗粒的巨噬细胞
   C. 硅肺致右心衰竭时,肺内吞噬二氧化硅粉尘的巨噬细胞
   D. 心力衰竭时肺内吞噬炭末的巨噬细胞
   E. 心力衰竭时肺泡腔内的泡沫细胞

3. 会引起肺褐色硬化的疾病是　　　　　　　　　　　　　　　　（　　）
   A. 肺动脉栓塞　　　　　B. 肺动脉瓣狭窄　　　　C. 三尖瓣狭窄
   D. 二尖瓣狭窄　　　　　E. 硅肺

4. 槟榔肝内可见　　　　　　　　　　　　　　　　　　　　　　（　　）
   A. 肝小叶周边部肝细胞萎缩　　B. 出血性梗死　　　C. 肝小叶结构破坏
   D. 门静脉分支扩张淤血　　　　E. 肝血窦扩张淤血,肝细胞脂肪变性

5. 混合血栓通常见于　　　　　　　　　　　　　　　　　　　　（　　）
   A. 静脉血栓尾部　　　　B. 动脉血栓头部　　　　C. 毛细血管内
   D. 静脉血栓体部　　　　E. 心瓣膜闭锁缘

6. DIC 时,微血管内的血栓被称为　　　　　　　　　　　　　　（　　）
   A. 赘生物　　　　　　　B. 纤维蛋白血栓　　　　C. 附壁血栓
   D. 白色血栓　　　　　　E. 红色血栓

7. 术后好发血栓的部位是　　　　　　　　　　　　　　　　　　（　　）
   A. 下肢静脉　　　　　　B. 颈静脉　　　　　　　C. 冠状动脉
   D. 门静脉　　　　　　　E. 肾动脉

8. 股静脉内血栓脱落易引起的并发症是　　　　　　　　　　　　（　　）
   A. 下肢坏疽　　　　　　B. 门静脉栓塞　　　　　C. 肺动脉栓塞
   D. 肾动脉栓塞　　　　　E. 脑动脉栓塞

9. 赘生物是指　　　　　　　　　　　　　　　　　　　　　　　（　　）
   A. 心内膜增生物　　　　B. 心瓣膜上的新生物　　　C. 心瓣膜上的附着物
   D. 心瓣膜结节性纤维组织增生　　　　　　　　　　　E. 心瓣膜上的附壁血栓

10. 易发生贫血性梗死的脏器是　　　　　　　　　　　　　　　（　　）
    A. 脾、心、肾　　　　　B. 心、脑、肠　　　　　C. 脾、心、肺
    D. 肾、肠、脑　　　　　E. 肾、心、肺

11. 肾梗死区的坏死多为 （　　）

　　A. 液化性坏死　　　　　B. 干酪样坏死　　　　　　C. 凝固性坏死

　　D. 脂肪坏死　　　　　　E. 坏疽

12. 脑动脉充血时可能引起的最严重后果是 （　　）

　　A. 颅内压升高　　　　　B. 脑水肿　　　　　　　　C. 头痛头晕

　　D. 脑血管破裂出血　　　E. 脑脊液增多

13. 大脑中动脉血栓栓塞，栓子可能来源于以下哪个部位 （　　）

　　A. 肝静脉　　　　　　　B. 髂静脉　　　　　　　　C. 右心房

　　D. 左心室　　　　　　　E. 下肢

14. 哪个器官容易发生出血性梗死 （　　）

　　A. 肾、肠　　　　　　　B. 脾、肺　　　　　　　　C. 肺、肠

　　D. 心、肠　　　　　　　E. 肾、心

15. 结肠黏膜下层细静脉内阿米巴滋养体栓子，栓塞的部位主要是 （　　）

　　A. 肺　　　　　　　　　B. 脑　　　　　　　　　　C. 肝

　　D. 脾　　　　　　　　　E. 肾

16. 以下容易发生肠梗死的情况是 （　　）

　　A. 肠扭转、肠套叠、嵌顿性疝　　　B. 麻痹性肠梗阻　　　　C. 肠淤血水肿

　　D. 肠系膜动脉分支血栓形成　　　　E. 肠系膜动脉分支血栓栓塞

B 型题

　　A. 暗红色锥体形　　　　B. 暗红色节段性　　　　　C. 灰白色锥体形

　　D. 灰白色不规则形　　　E. 灰白色软化、液化

17. 心肌梗死 （　　）

18. 脑梗死 （　　）

19. 肠梗死 （　　）

20. 肺梗死 （　　）

实验四 炎 症

【实验目的】

1. 掌握炎症局部的基本病变——变质、渗出、增生的病理特点；
2. 熟悉其相互间的联系和转化。

【实验内容】

(一)大体标本

1. 变质性炎

(1)流行性乙型脑炎:如图 4-1 所示,大脑切面可见针头大小白色软化灶,以大脑灰质多见。

(2)急性黄色肝萎缩:如图 4-2 所示,肝体积缩小,重量减轻至 560g,包膜皱缩,边缘锐而薄(为什么会出现以上这些变化? 其本质是萎缩吗?)

病变描写:

病变诊断:

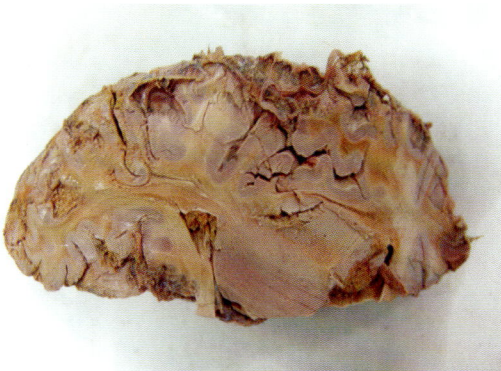

图 4-1　流行性乙型脑炎

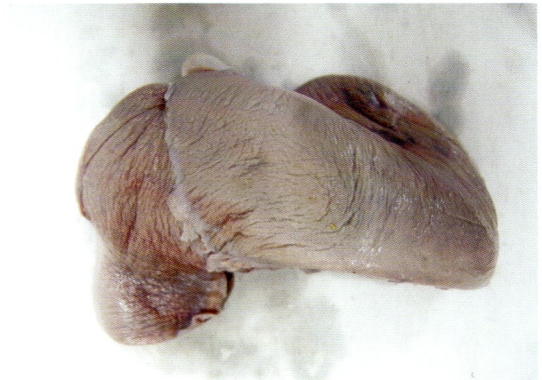

图 4-2　急性黄色肝萎缩

2. 渗出性炎

(1)请同学观察图 4-3 后说出病变的部位,描写病变情况,并说明这些变化是如何形成的。

（2）纤维素性心包炎：如图 4-4 所示，心外膜有大量纤维素渗出，形成一层灰白色的绒毛样物，称"绒毛心"。

请思考：什么原因可以引起纤维蛋白性心外膜炎？有何后果？

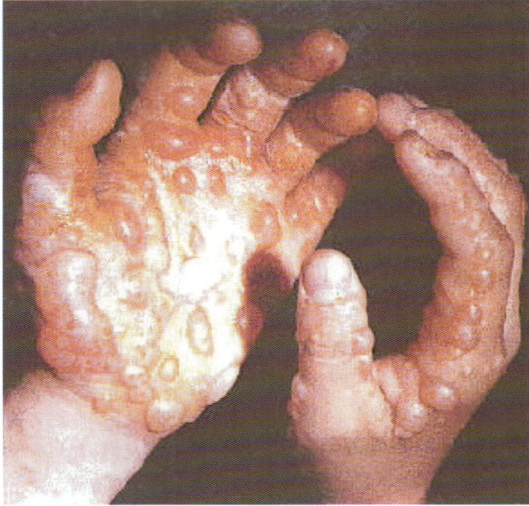

图 4-3

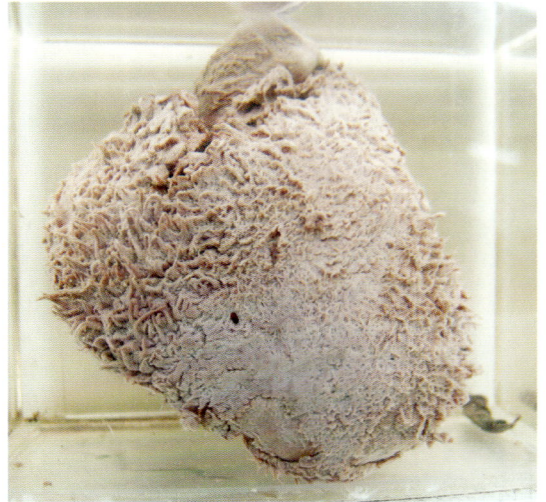

图 4-4 "绒毛心"

（3）纤维素性胸膜炎：如图 4-5 所示，胸膜增厚，表面可见一层灰白色的纤维素性渗出物附着。

（4）气管白喉：如图 4-6 所示，气管及支气管黏膜表面均有一层灰白色假膜覆盖，部分已剥离，呈游离状。

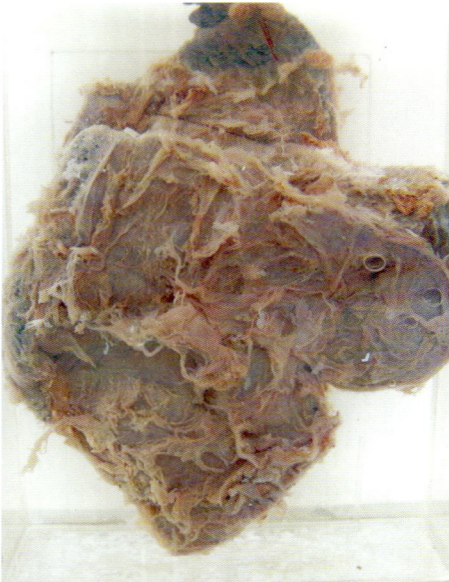

图 4-5 纤维素性胸膜炎

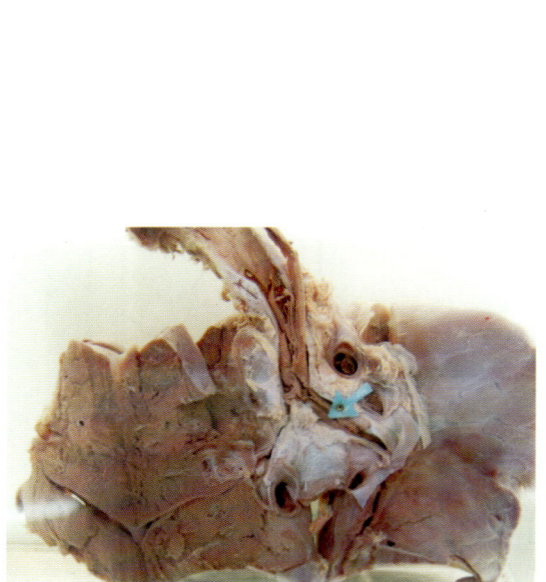

图 4-6 气管白喉

假膜的组成成分是 _____,_____,_____,_____。

请思考:假膜脱落后可造成什么后果?

(5)结肠纤维素性炎:如图 4-7 所示,结肠黏膜表面覆有一层灰黄色假膜,假膜脱落处有大小不等、形状不一的地图状溃疡,肠壁因充血水肿而增厚。

(6)化脓性胆囊炎:如图 4-8 所示,肿大胆囊二只(已剖开),大者为 10cm×6cm,腔内脓液已基本流尽,胆囊黏膜粗糙不平,附有少量的脓液及坏死物。大者胆囊壁尚有出血、坏死。

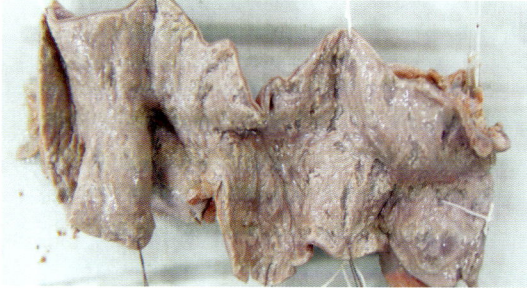

图 4-7　结肠纤维素性炎

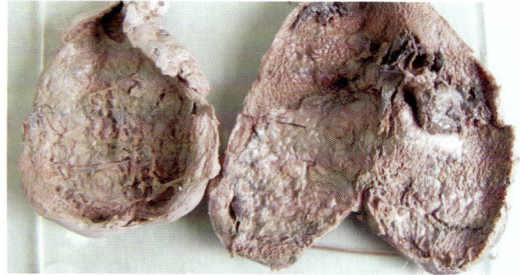

图 4-8　化脓性胆囊炎

(7)请同学观察图 4-9 后描述。

病变描写:

病理诊断:

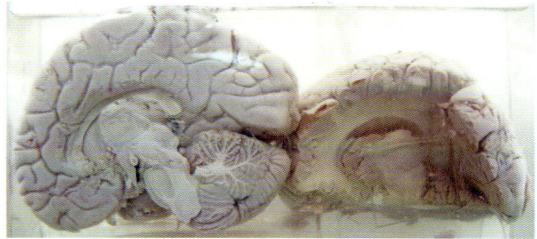

图 4-9

(8)请同学观察图 4-10 后描述。

病变描写:

形成过程:

病理诊断:

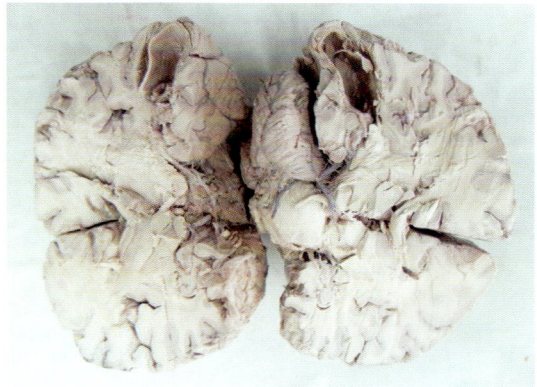

图 4-10

3.增生性炎

(1)鼻息肉:如图 4-11 所示,鼻黏膜增生形成带蒂肿物一串(二个),大小约 3cm×3cm×1cm(蒂长约 1cm),呈灰白色,有明显水肿。

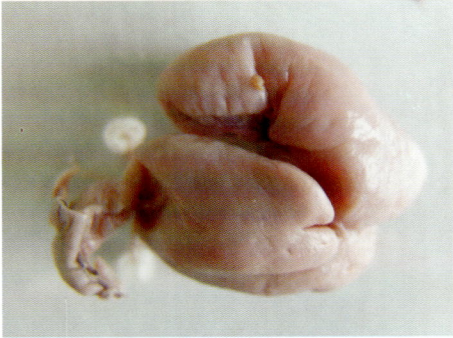

图 4-11　鼻息肉

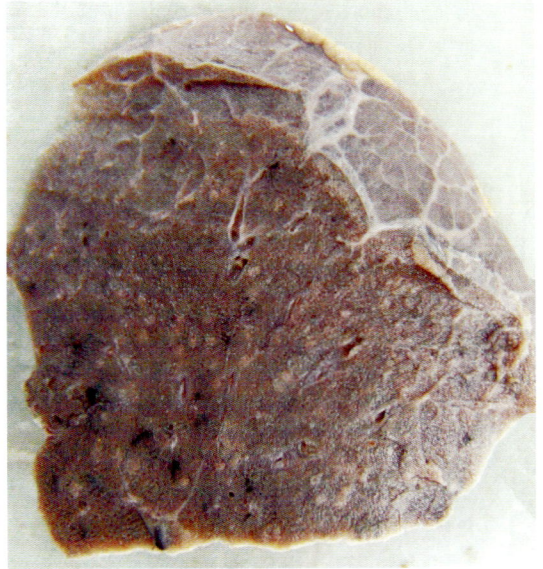

图 4-12　粟粒性肺结核

（2）粟粒性肺结核：如图 4-12 所示，肺组织切面可见灰白色粟粒大小结节，呈弥漫性均匀分布，形态相似（镜下观由多个结核结节融合而成）。

（3）肺炎性假瘤：肺上叶有一灰白色肿瘤样结节，直径约 4cm，结节与正常肺组织界线清楚（图 4-13）。

请思考：该结节是如何形成的？

（4）慢性胆囊炎：观察图 4-14，描述病变特点。

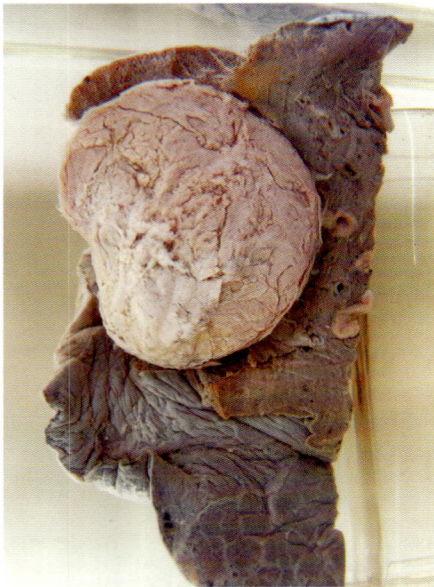

图 4-13　肺炎性假瘤

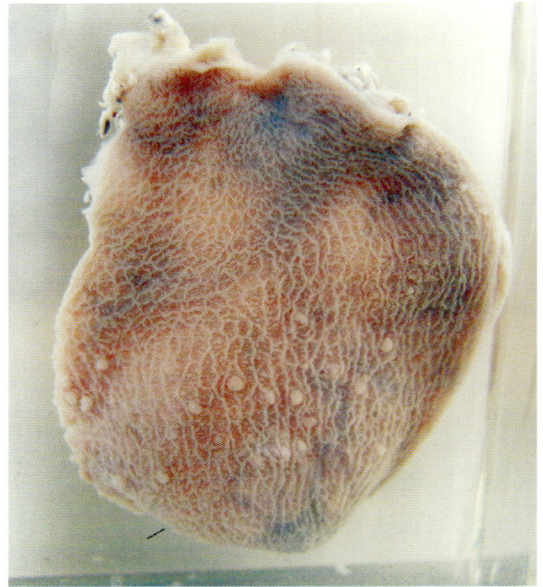

图 4-14　慢性胆囊炎

(二)切片标本

1.观察图 4-15 后描述

可见阑尾壁增厚,阑尾各层充血、水肿,阑尾黏膜部分脱落形成溃疡。阑尾腔内亦有脓性渗出物。高倍镜观察可见阑尾各层有大量中性粒细胞浸润。

绘图及说明:

病理诊断:

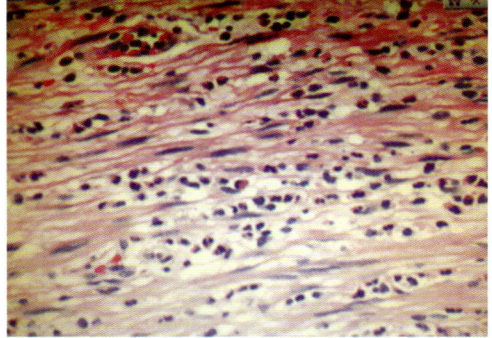

图 4-15　阑尾炎肌层内弥漫性中性粒细胞浸润

2. 观察图 4-16 后描述

肺组织内可见数个大小不甚一致的化脓灶,病灶处细胞消失,代之以大量脓细胞,并可见菌丛。周围肺泡壁毛细血管扩张充血,肺泡腔中见有炎性渗出物。

绘图及说明:

病理诊断:

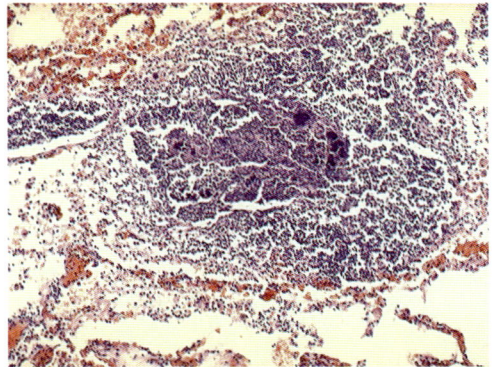

图 4-16

3.炎性息肉

肠炎性息肉切片如图 4-17 所示。

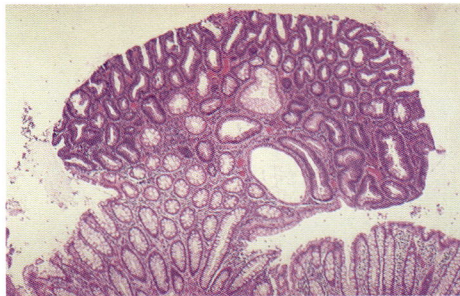

图 4-17　肠炎性息肉

4.观察图 4-18 后描述

观察各种炎细胞的特点,并思考炎细胞与炎症种类的关系。

何谓炎细胞? _____。

请思考:各种炎细胞分别多见于何种炎症? 其功能如何?

中性粒细胞:

嗜酸性粒细胞:

淋巴细胞:

浆细胞:

单核-巨噬细胞:

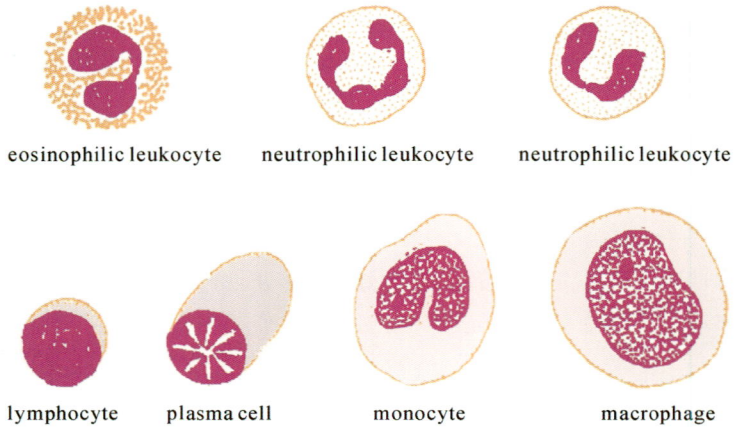

eosinophilic leukocyte　　neutrophilic leukocyte　　neutrophilic leukocyte

lymphocyte　　plasma cell　　monocyte　　macrophage

图 4-18　血液中的白细胞

5.亚急性黄色肝萎缩

如图 4-19 所示,肝细胞大片变性、坏死,肝小叶结构被破坏,残存肝细胞呈结节状再生(图 4-20)。

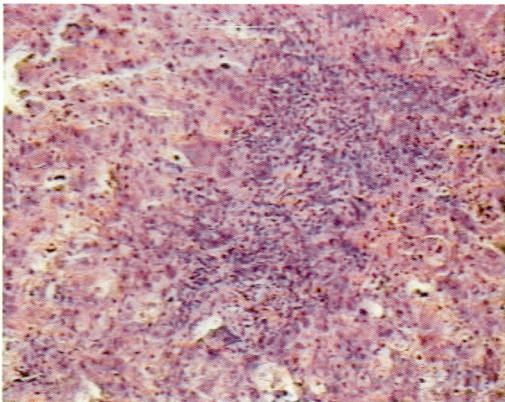

图 4-19　肝细胞大片坏死

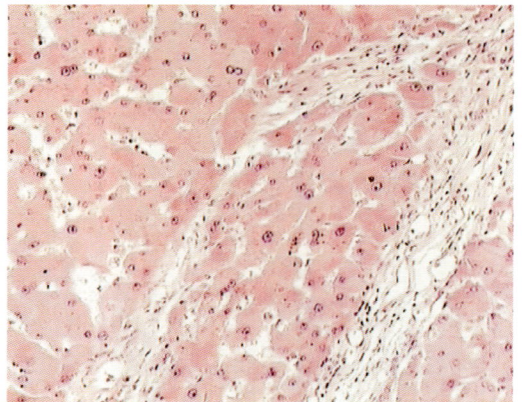

图 4-20　肝细胞结节状再生

6.纤维素性心包炎

如图 4-21 所示,心外膜增厚,表面有斑块状的嗜伊红物质——纤维素渗出物、单核细胞、淋巴细胞及少量中性粒细胞浸润。

7.异物性肉芽肿

如图 4-22 所示,巨噬细胞灶性增生,并有大量异物巨细胞,形成境界清楚的结节状病灶。

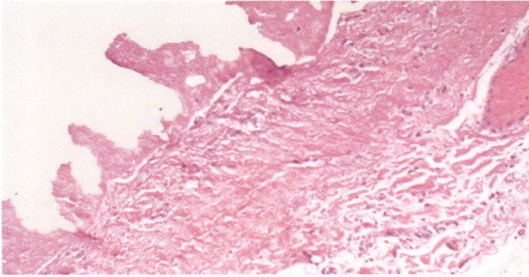

图 4-21　纤维素性心包炎

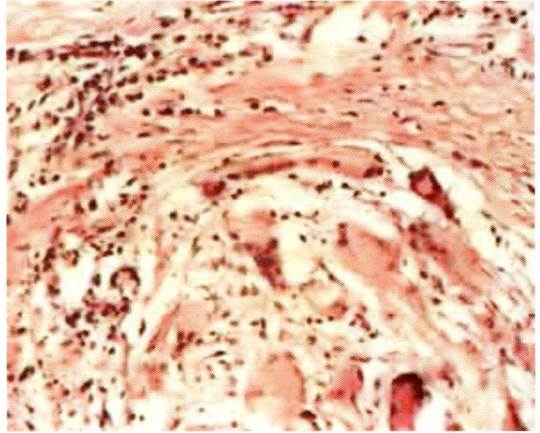

图 4-22　异物性肉芽肿

8.肺炎性假瘤

如图 4-23 所示,肺泡上皮细胞增生,形成团块,凸向肺泡腔内,增生上皮团之间有巨噬细胞、泡沫细胞、淋巴细胞浸润。肺泡间隔增宽。

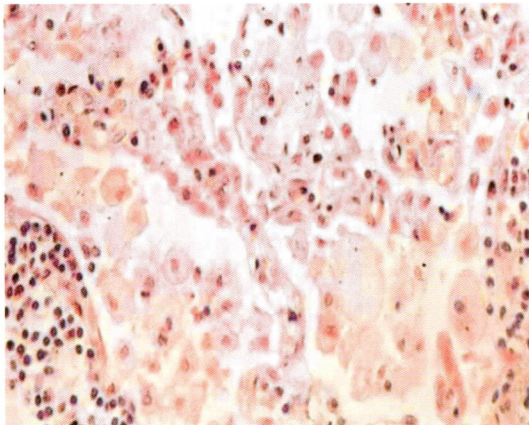

图 4-23　肺炎性假瘤

【病例讨论】

患儿,吴××,女,3 岁。持续性高热 20 余天,发热一周,发现左颈部肿块,较软,有波动感。赴某医院治疗,将肿块切开,流出黄绿色较黏稠之液体约 50mL。术后体温持续不退,全身衰弱情况反见加重,不思饮食,继而心尖区出现收缩期杂音,且越来越明显,躯干出现瘀点。

体检:体温 39.5℃,脉搏 148 次/min,呼吸 38 次/min。心率快而弱,心尖区可闻及Ⅲ级收缩期吹风样杂音,并向各瓣膜区传导。肺:呼吸音粗糙。肝:锁骨中线处肋下 5.5cm,剑突下 7cm,质中等。

化验检查:白细胞计数 27.6×10^9/L,红细胞计数 3×10^{12}/L;白细胞分类:中性粒细胞 0.8、淋巴细胞 0.18、嗜酸性粒细胞 0.02。

住院经过:入院后神志不清,用大量抗生素、输血输液及青霉素持续骨髓点滴,病情无好转,住院后第二天病情恶化,治疗无效死亡。

尸体解剖,各主要脏器病理变化如下:

左颈部有一 1.5cm 长之切口,用探针试之,见一窦道斜向后上方皮下组织及肌层间,长约 4cm。镜检:窦壁表面为厚层坏死组织,下方为肉芽组织,有大量中性粒细胞及少量淋巴细胞浸润。

心:心包内有大量黄白色渗出物。心外膜增厚、粗糙,呈绒毛状。打开心脏见左心室壁有 2 处黄白色病灶,周围呈红色,切开病灶,内存黄色黏稠液体流出,二尖瓣心房面有一灰白色赘生物,约黄豆大小,揭开赘生物,见该瓣膜已形成一穿孔。镜检:心外膜充血、水肿,大量纤维蛋白、中性粒细胞渗出,其中有菌丛。瓣膜之赘生物主要由纤维蛋白、血小板构成,杂有红细胞、白细胞及菌丛。两处灰白色病灶处实质细胞坏死,大量中性粒细胞浸润,病灶周围见少量肉芽组织长入。

肺:左右肺叶呈暗红色,在胸膜下可触及红色、黄豆大小硬结,切面有楔形病灶,呈黄白色或暗红色,右肺下叶见一 2cm×2cm 之不规则形囊腔,腔内有黄色黏稠液体。镜检:右肺下叶病变处肺组织坏死出血及大量变性之中性粒细胞渗出,并见菌丛。囊腔壁为肉芽组织,左右肺硬结病灶处肺组织结构消失,核溶解,可见肺组织轮廓模糊且部分已被纤维组织取代。

肝:切面包膜外翻,实质突出,混浊无光泽略呈黄色,可见散在黄色病灶。镜检:肝小叶中央静脉及肝窦淤血,肝细胞内可见嗜伊红颗粒及多数大小不一的圆形空泡;部分胞核被挤到细胞的一侧。散在黄色病灶处肝组织坏死,大量中性粒细胞浸润。

脑:乙状窦内可见一长约 4cm 的灰红色固体物,颅底蛛网膜下腔大量出血,各脑室内亦见凝血块。镜检:灰红色固体物主要为纤维蛋白,其间杂有红细胞及菌丛。

讨论题:

1.颈部肿块是什么性质的炎症?病因是什么?其肿块的形成过程如何?

2.体内各处病变分别是什么性质的炎症?这些病变之间有什么关系?

3.试从解剖所见病变解释有关的临床症状和体征。

4.从这一病例的死亡过程中我们应吸取什么经验教训?

【单项选择题】

A 型题

1. 急性炎症时组织变红的主要原因是　　　　　　　　　　　　　　　　　　　（　　）

    A. 组织间隙水肿　　　　B. 炎症灶内血栓形成　　　　C. 炎症灶内炎细胞浸润

    D. 肉芽组织增生　　　　E. 血管扩张,血流加快

2. 炎症介质组胺在炎症灶内最主要的作用是　　　　　　　　　　　　　　　　（　　）

    A. 引起疼痛　　　　　　B. 使血管扩张和通透性增高　　　　C. 白细胞趋化

    D. 导致发热　　　　　　E. 修复

3. 下列属于假膜性炎的疾病是　　　　　　　　　　　　　　　　　　　　　　（　　）

    A. 阿米巴痢疾　　　　　B. 肠结核　　　　　　　　　　C. 肠伤寒

    D. 急性细菌性痢疾　　　E. 胰腺炎

4. 纤维性炎症的好发部位不包括下列哪一项　　　　　　　　　　　　　　　　（　　）

    A. 心包　　　　　　　　B. 肺　　　　　　　　　　　　C. 气管

    D. 结肠　　　　　　　　E. 皮肤

5. 下列关于纤维素性炎的描述哪项是错误的　　　　　　　　　　　　　　　　（　　）

    A. 常发生于浆膜、黏膜和肺　　　　　　　B. 心外膜的纤维素性炎常形成"绒毛心"

    C. 浆膜的纤维素性炎易导致浆膜粘连　　　D. 肺的纤维素性炎不会导致机化

    E. 常伴有中性粒细胞浸润

6. 在金黄色葡萄球菌感染引起的炎症反应中,病灶中主要的炎细胞是　　　　　（　　）

    A. 嗜酸性粒细胞　　　　B. 淋巴细胞　　　　　　　　　C. 中性粒细胞

    D. 单核细胞　　　　　　E. 浆细胞

7. 皮肤烫伤形成的水疱属于　　　　　　　　　　　　　　　　　　　　　　　（　　）

    A. 浆液性炎　　　　　　B. 纤维蛋白性炎　　　　　　　C. 化脓性炎

    D. 变质性炎　　　　　　E. 卡他性炎

8. 脓肿是指　　　　　　　　　　　　　　　　　　　　　　　　　　　　　　（　　）

    A. 脓液积聚在浆膜腔　　　B. 脓液积聚在局部黏膜管腔

    C. 弥漫性化脓性炎　　　　D. 局限性化脓性炎伴有脓腔形成

    E. 由溶血性链球菌引起的炎症

9. 蜂窝织炎是指哪种病理改变　　　　　　　　　　　　　　　　　　　　　　（　　）

    A. 发生于皮下组织及阑尾的炎症　　　　　　　　　B. 弥漫性化脓性炎症

    C. 以淋巴细胞为主的炎症

    D. 由链球菌感染引起的局限性化脓性炎症　　　　　E. 变性的炎症

10. 炎性水肿时渗出液位于　　　　　　　　　　　　　　　　　　　　　　　　（　　）

    A. 关节腔　　　　　　　B. 胸膜腔　　　　　　　　　　C. 腹膜腔

    D. 心包腔　　　　　　　E. 组织间隙

B 型题

    A. 蜂窝织炎　　　　　　B. 脓肿　　　　　　　　　　　C. 卡他性炎

    D. 纤维素性炎　　　　　E. 积水

11. 菌痢假膜形成属于哪种病理改变 （ ）

12. 疖和痈属于哪种病理改变 （ ）

13. 黏膜大量浆液渗出属于哪种病理改变 （ ）

14. 急性阑尾炎属于哪种病理改变 （ ）

    A. 中性粒细胞   B. 嗜酸性粒细胞   C. 单核-巨噬细胞

    D. 淋巴细胞   E. 浆细胞

15. 寄生虫病或过敏反应时主要渗出 （ ）

16. 病毒感染主要渗出 （ ）

17. 急性炎症主要渗出 （ ）

18. 伤寒沙门菌感染主要渗出 （ ）

    A. 表面化脓性炎   B. 窦道   C. 瘘管

    D. 溃疡   E. 糜烂

19. 脓肿破溃引起皮肤较深的组织缺损 （ ）

20. 肛门周围脓肿,一端向肛门周围皮肤表面穿破,一端开口于直肠 （ ）

    A. 变质性炎   B. 浆液性炎   C. 纤维蛋白性炎

    D. 化脓性炎   E. 增生性炎

21. 病毒性肝炎 （ ）

22. 阑尾蜂窝织炎 （ ）

23. 疖、痈 （ ）

24. 白喉 （ ）

    A. 脚部感染引起腹股沟淋巴结肿大   B. 患者有全身中毒症状,血培养阴性

    C. 患者无全身中毒症状,血培养阳性   D. 患者有全身中毒症状,血培养阳性

    E. 患者有全身中毒症状,伴全身多发性小脓肿

25. 毒血症 （ ）

26. 菌血症 （ ）

27. 败血症 （ ）

28. 脓毒败血症 （ ）

实验五　肿　瘤

【实验目的】

掌握肿瘤的概念,肉眼及镜下形态特征,常见肿瘤的病变特点,良、恶性肿瘤的主要区别。

【实验内容】

(一)大体标本

1.肿瘤的大体形态

(1)结节状:如子宫平滑肌瘤,见图5-1。

(2)分叶状:如脂肪瘤,见图5-2。

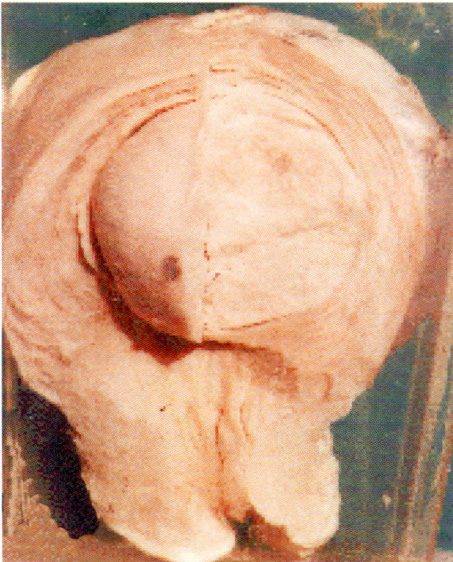

图5-1　结节状

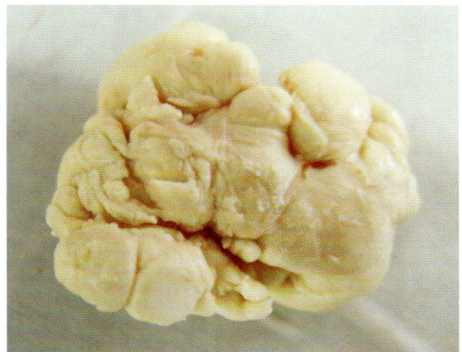

图5-2　分叶状

(3)息肉状:如结肠肿瘤,表面见一扁圆形、表面光滑呈息肉状生长的肿物,肿物基底部有蒂与肠壁相连,见图5-3。

(4)乳头状:如膀胱乳头状瘤,见图5-4。

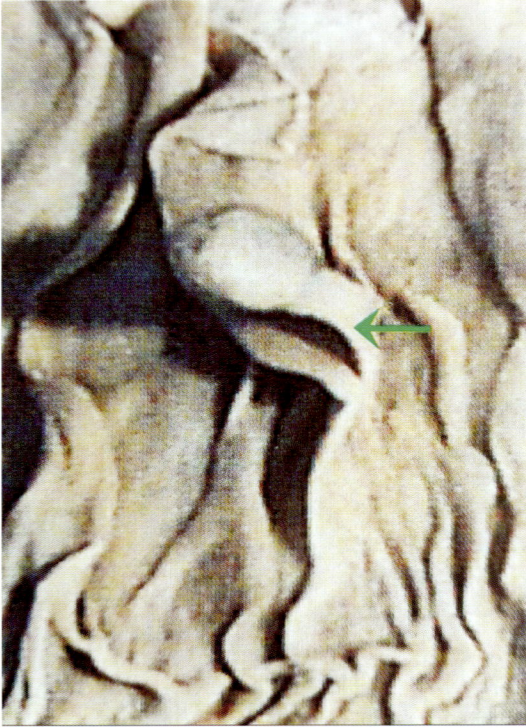

图 5-3　息肉状

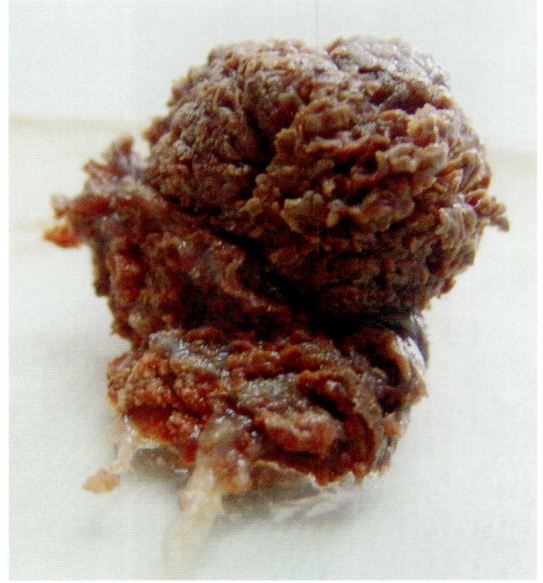

图 5-4　乳头状

（5）囊状：如卵巢单房性浆液性囊腺瘤和卵巢多房性黏液性囊腺瘤，分别见图 5-5、图 5-6。

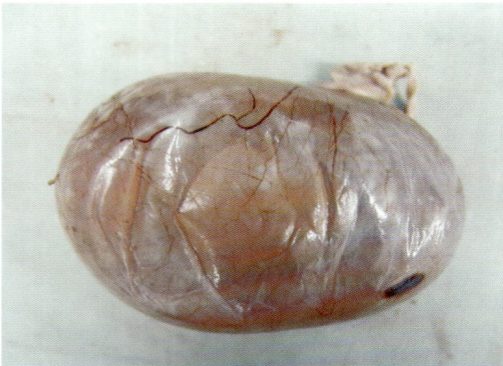

图 5-5　囊状（一）

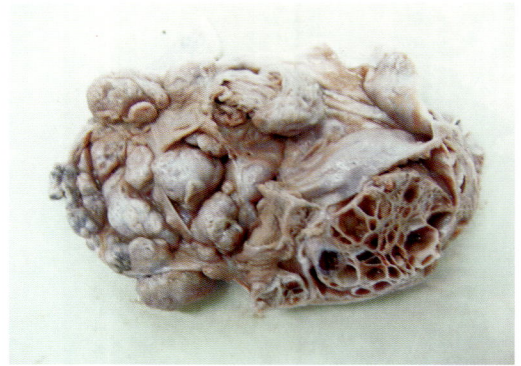

图 5-6　囊状（二）

（6）蟹足状：如乳腺癌，见图 5-7。

（7）块状：如脂肪纤维瘤，见图 5-8。

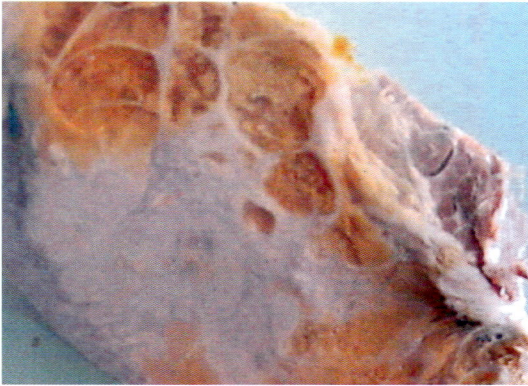

图 5-7　蟹足状

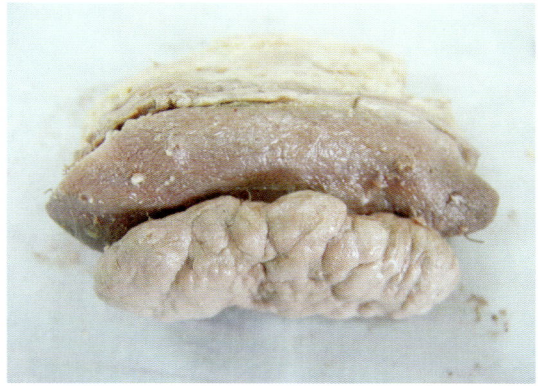

图 5-8　块状

（8）溃疡状：如汗腺癌，见图 5-9。

（9）请同学描写眼观形态特点并做出病理诊断。

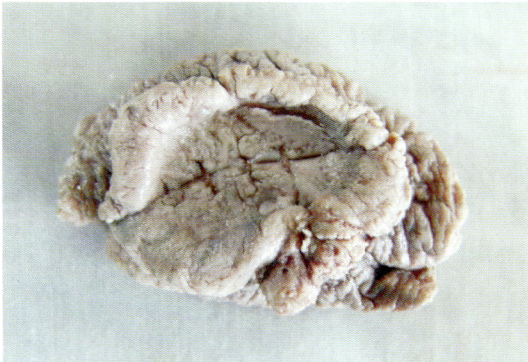

图 5-9　溃疡状

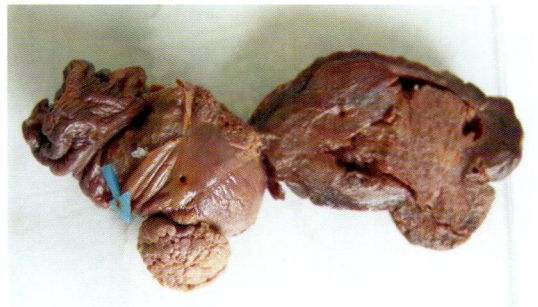

图 5-10

如图 5-10 所示，肿瘤发生部位为＿＿＿＿＿＿＿＿＿＿＿；大小＿＿＿＿＿＿＿＿＿；切面颜色＿＿＿＿＿＿＿＿＿＿；包膜＿＿＿＿＿、＿＿＿＿＿；与正常组织分界＿＿＿＿＿＿＿＿；生长方式＿＿＿＿＿＿＿＿＿＿。

病理诊断：

2.肿瘤的生长方式

（1）膨胀性生长：如子宫平滑肌瘤，切开一只子宫，在切面上可见 7 个平滑肌瘤，最大者直径 5cm 左右，小者直径 0.5cm，肿瘤组织与正常组织界限清晰，质韧，肿瘤组织切面颜色灰白，可见纵横交错的编织状结构（图 5-11）。

（2）浸润性生长：如乳腺癌，在乳腺切面上有灰白色的癌组织，边缘不规则，呈蟹足状（或树枝状）向周围脂肪组织呈浸润性生长，与正常组织分界不清，无包膜（图 5-12）。灰白色癌组织向黏膜下、肌层浸润，致整个胃壁增厚（图 5-13）。

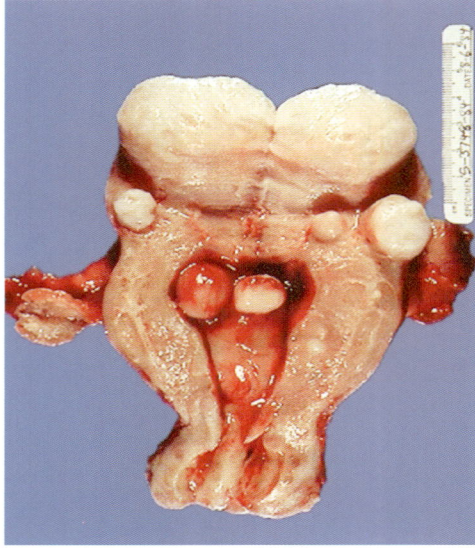

图 5-11　膨胀性生长

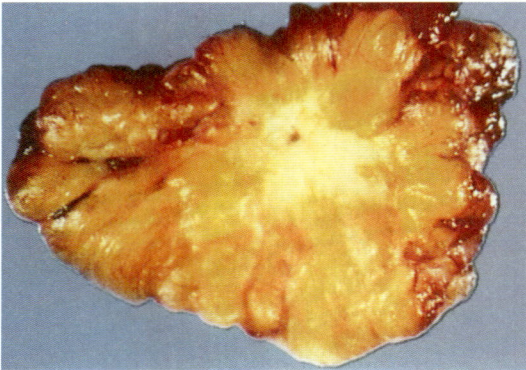

图 5-12　浸润性生长(一)

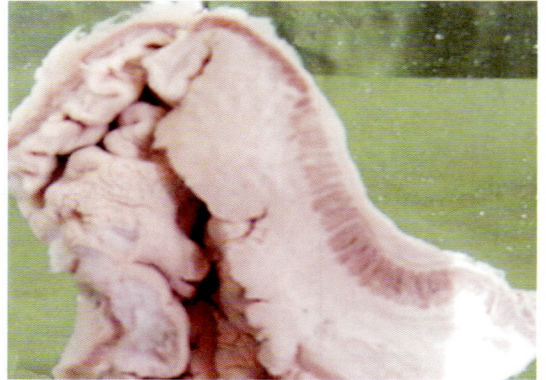

图 5-13　浸润性生长(二)

（3）外生性生长：如皮肤乳头状瘤,良性肿瘤的外生性生长,只向表面生长,不向基底部浸润(图 5-14)。恶性肿瘤的外生性生长,向表面生长的同时又向底部浸润(图 5-10)。

3.良性上皮组织肿瘤

（1）如膀胱乳头状瘤(图 5-4),半球状肿物一只,大小约 2.5cm×2.5cm×1.5cm,表面较粗糙,状如乳头。

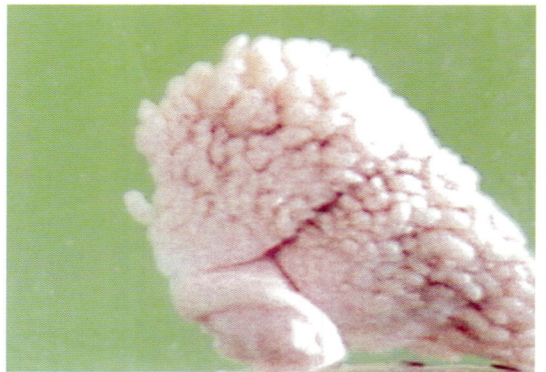

图 5-14　外生性生长

（2）腺瘤

①甲状腺腺瘤,瘤组织如鸡蛋大小,包膜完整,切面灰白色,可见较小的滤泡,部分区域可见棕黄色胶质分及暗黑色出血区(图5-15)。

②乳腺纤维腺瘤,瘤组织约拳头大小,包膜完整,瘤组织切面呈灰白色,并可见纵横交错的纤维条索,条索之间有多数扩大的小腔隙和条状裂隙(图5-16)。

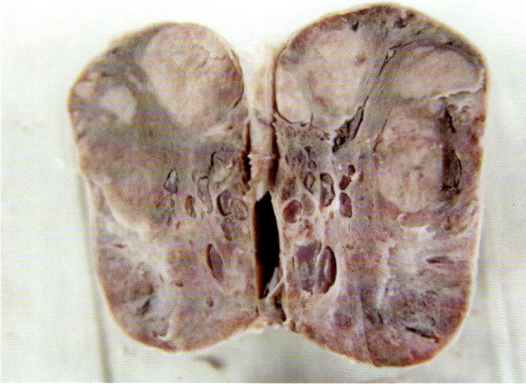

图5-15　甲状腺腺瘤

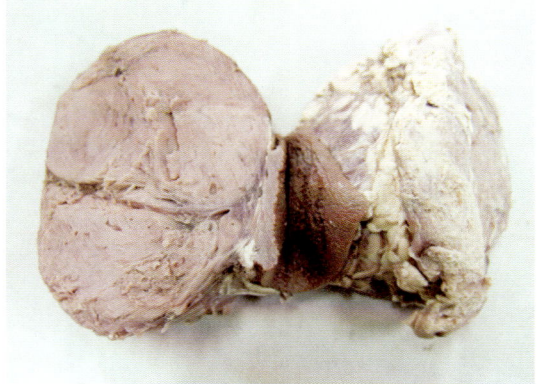

图5-16　乳腺纤维腺瘤(尸检标本)

该肿瘤实质有几种成分？_____

③卵巢单房性浆液性囊腺瘤,肿瘤呈囊状,大小约12cm×7cm×4cm,一侧有输卵管相连,囊壁较薄,囊腔内含有大量浆液(囊壁剪破后,原有浆液已流出)(图5-5)。

④卵巢多房性黏液性囊腺瘤,切面可见多个大小不等的囊腔,腔内充满灰白色胶冻状黏液样物质,有的呈乳头状突起(图5-6)。

⑤腮腺多形性腺瘤(腮腺混合瘤),肿瘤组织呈椭圆形,大小约9cm×7cm×6cm,包膜完整,切面灰白色,含有半透明黏液状物,中间处可见多数小囊腔(图5-17)。

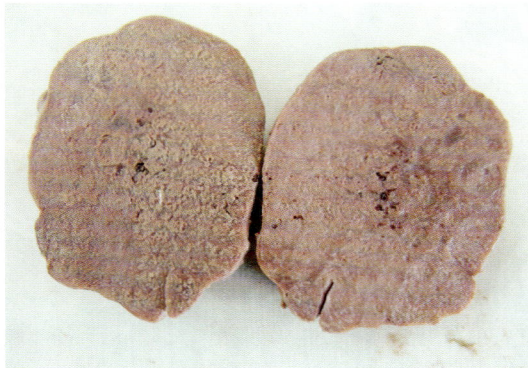

图5-17　腮腺多形性腺瘤(腮腺混合瘤)

4.恶性上皮组织肿瘤

（1）皮肤鳞状细胞癌:如图5-18所示,皮肤组织一块,在皮肤外表可见凸出皮肤的癌组织,大小为8cm×3cm×1cm,癌表面凹凸不平,形如菜花。

请思考:该肿瘤的生长方式为_____。

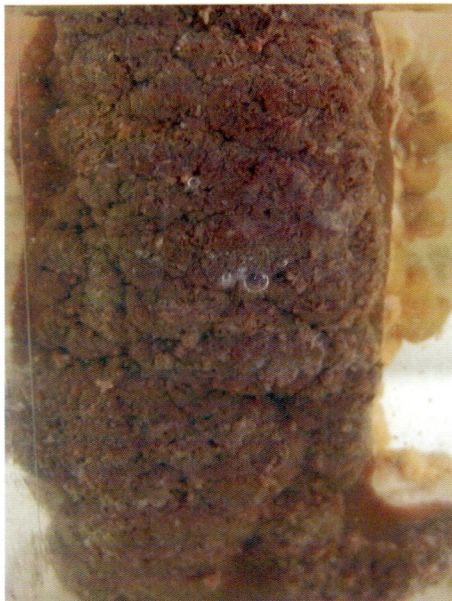

图 5-18　皮肤鳞状细胞癌

　　(2)膀胱移行细胞癌:膀胱一只,切开后见 5cm×5cm 灰白色癌组织,一侧凸向膀胱腔,表面呈菜花状,另一侧浸润至膀胱肌层,癌组织与正常组织的界限不清(图 5-19)。

　　(3)腺癌

　　①弥漫浸润型胃癌,胃壁明显增厚变硬,癌组织弥漫浸润于胃壁各层。胃黏膜皱襞消失,胃腔缩小,状似皮革制成的囊袋,故又称革囊胃(图 5-20)。

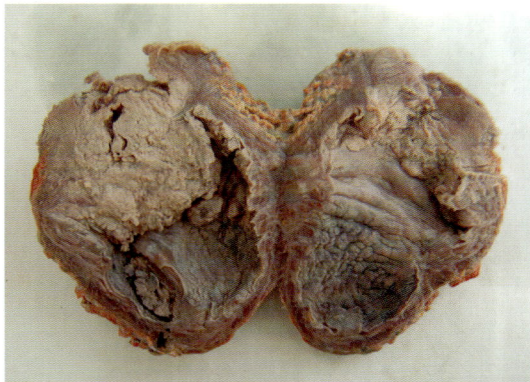

图 5-19　膀胱移行细胞癌

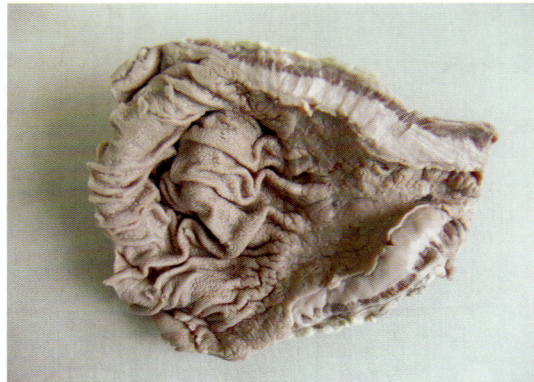

图 5-20　弥漫浸润型胃癌

　　②溃疡型胃癌,观察图 5-21 后,请进行描写。

　　病变描写:溃疡形状＿＿＿＿＿＿＿＿＿＿;大小＿＿＿＿＿＿＿＿＿;边缘＿＿＿＿＿＿＿＿＿;底部＿＿＿＿＿＿＿＿＿＿;深度＿＿＿＿＿＿＿＿＿;溃疡周围黏膜皱襞＿＿＿＿＿＿＿＿＿。

　　③子宫体腺癌,子宫一只,切开后见子宫腔内充满灰白色癌组织,表面高低不平,有多数小乳头状突起,基底部浸润至子宫壁浅肌层,无包膜,与正常组织无明显界限(图 5-22)。

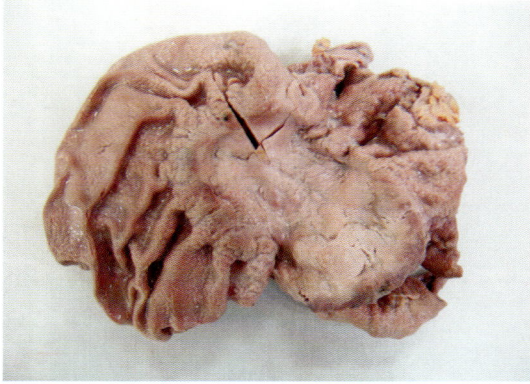

图 5-21 溃疡型胃癌

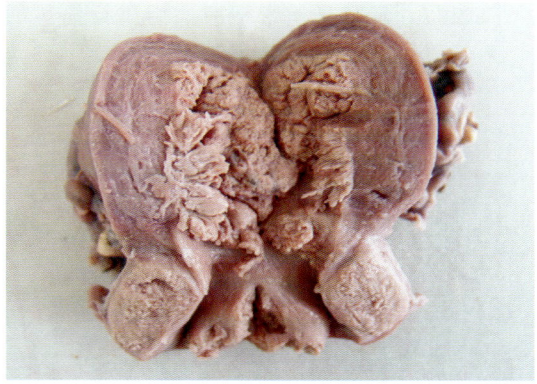

图 5-22 子宫体腺癌

④乳腺癌，大体描述请参阅"浸润性生长"之内容（图 5-23）。

5.良性间叶组织肿瘤

（1）卵巢纤维瘤：如图 5-24 所示，肿瘤组织呈椭圆形，大小约为 12cm×6cm×7cm，包膜完整，切面灰白色，可见纵横交错编织状条纹，质地较硬。

请思考：该肿瘤的生长方式为 _____

_____。

（2）脂肪瘤：如图 5-25 所示，肿瘤大小约 10.0cm×7.0cm×3.5cm，有完整包膜，色黄质软，肿瘤边缘有数个凹陷切迹，使肿瘤呈分叶状。

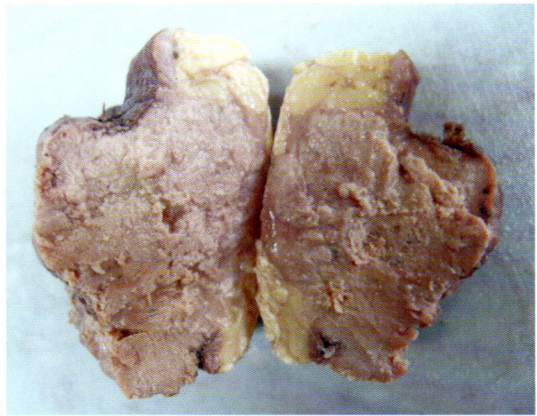

图 5-23 乳腺癌

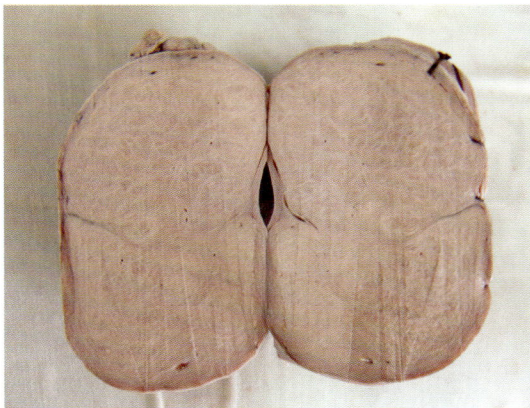

图 5-24 卵巢纤维瘤

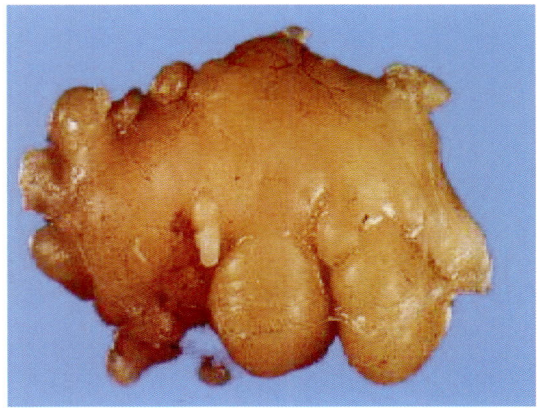

图 5-25 脂肪瘤

该肿瘤的生长方式为 _____。

（3）平滑肌瘤：小肠肿瘤中，小肠黏膜面见一球形肿物，凸向肠腔，直径 2.8cm，质韧

（图 5-26）。观察子宫平滑肌瘤后进行描述（图 5-27）。

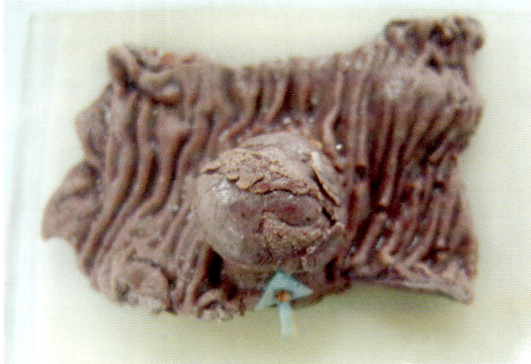

图 5-26　小肠肿瘤

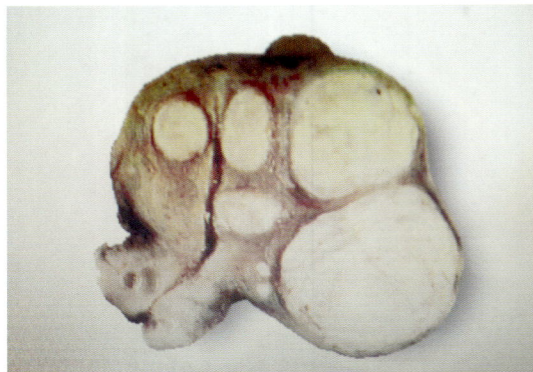

图 5-27　子宫平滑肌瘤

描述：

（4）骨瘤：骨瘤发生在前臂骨一段，在骨的一侧有椭圆形肿瘤，大小为 10cm×5cm× 5cm，包膜完整，色灰白，质硬（图 5-28）。

（5）骨软骨瘤：形态如图 5-29 所示。

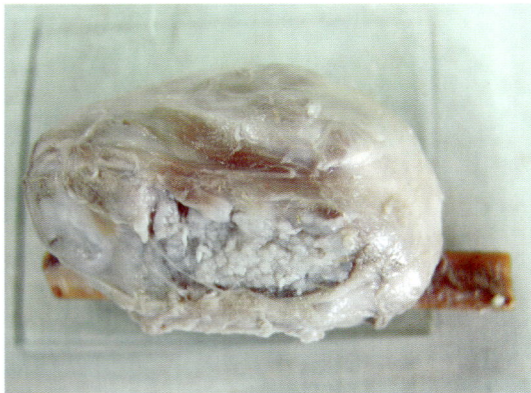

图 5-28　骨瘤

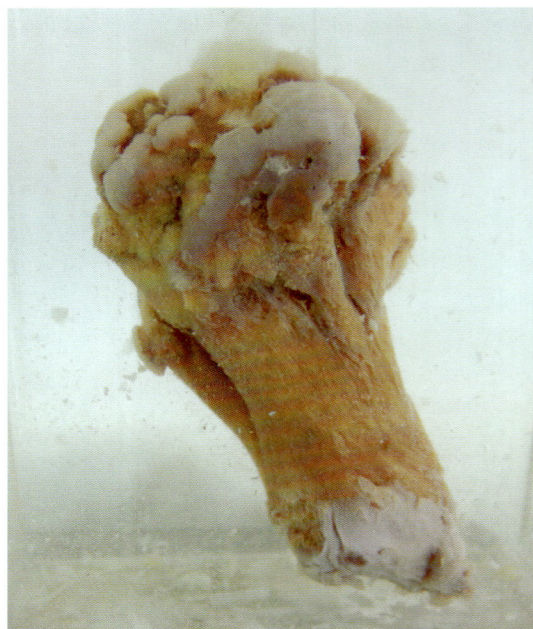

图 5-29　骨软骨瘤

6. 恶性间叶组织肿瘤

（1）纤维肉瘤：皮下见一结节状肿物，大小为 6.5cm×5.0cm，切面细腻似鱼肉状，可见部分假包膜（图 5-30）。

（2）皮下纤维肉瘤：观察图 5-31 后，请进行描写。

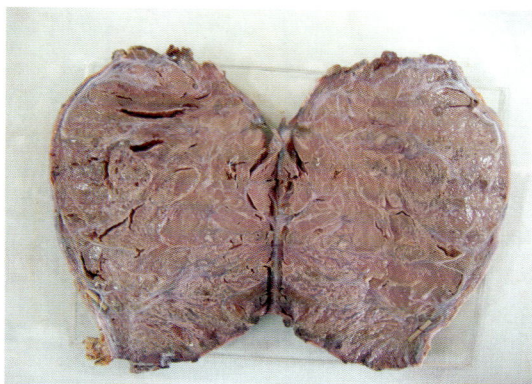

图 5-30　纤维肉瘤

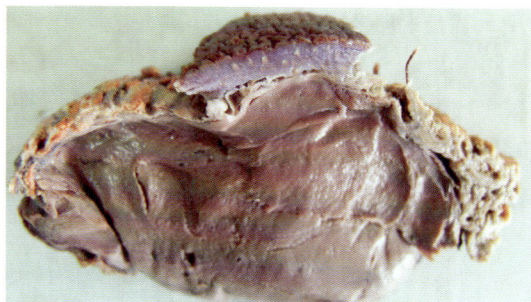

图 5-31　皮下纤维肉瘤

病变描写：

病理诊断：

（3）骨肉瘤：股骨下段，于骨骺和骨干处，肿瘤组织由骨向外呈浸润性生长，形成一不规则形肿块，无包膜，粉红色，质细腻，距骨骺约 10cm 处可见有 3cm×3cm 之出血坏死，该处骨组织破坏（图 5-32）。

（4）恶性淋巴瘤

①霍奇金病，淋巴结组织数个，大者 4cm×3cm×3cm，小者如黄豆大；大者可见淋巴结互相融合粘连，切面灰白色，质细腻，似鱼肉状（图 5-33）。

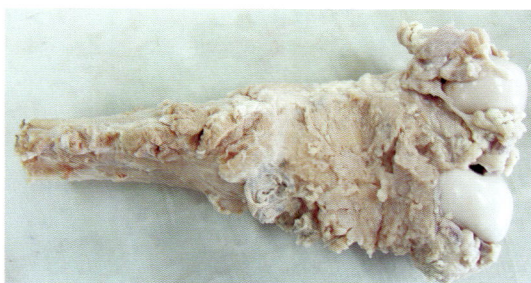

图 5-32　骨肉瘤

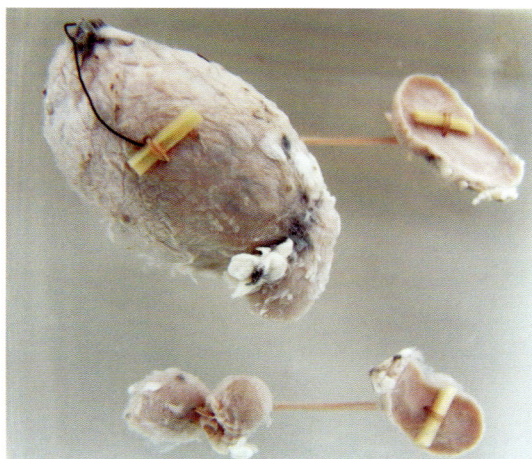

图 5-33　霍奇金病

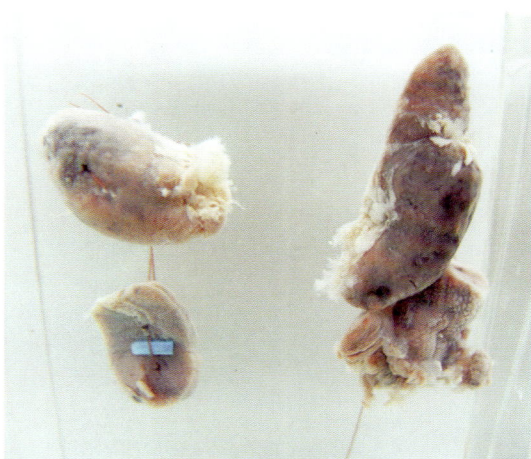

图 5-34　淋巴肉瘤（非霍奇金淋巴瘤）

②淋巴肉瘤或称非霍奇金淋巴瘤,淋巴组织数个,体积增大,切面为淡粉红色,质细腻,且有暗黑色出血区(图5-34)。

(请注意:霍奇金病和非霍奇金淋巴瘤病理改变的区别主要在于其镜下结构特点的不同。)

7.其他类型肿瘤

(1)黑色素瘤:如图5-35所示,右足内踝部有一灰黑色肿瘤,呈半球状向外凸出,大小约为8cm×8cm×5cm,表面皮肤破溃,且有出血坏死,深部已浸润至小腿肌肉中。

(2)畸胎瘤

卵巢囊性畸胎瘤(皮样囊肿),肿瘤大小约为10cm×10cm×8cm,切开后见囊腔内有皮脂样物质及毛发,囊腔凹凸不平,有处可见细绒毛状结构(图5-36)。

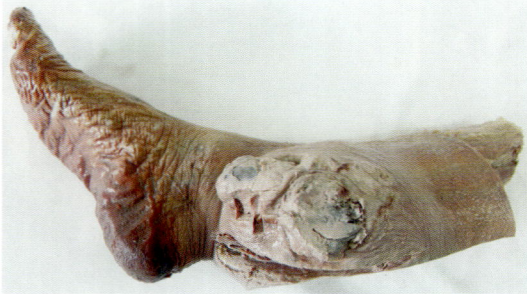

图5-35 黑色素瘤

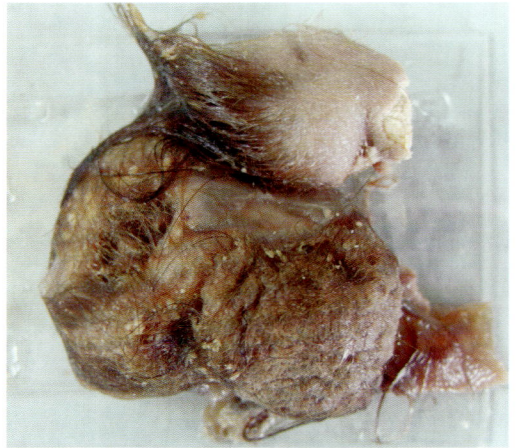

图5-36 卵巢囊性畸胎瘤

骶尾部畸胎瘤,瘤组织形状不规则,向外凸出,在凸出部有手指状增生,上有指甲生长(图5-37)。

(3)脑膜瘤:肿瘤组织约为5cm×4cm×4cm;呈结节状,包膜完整,表面可见多数小结节状隆起;切面呈灰白或灰黄色(图5-38)。

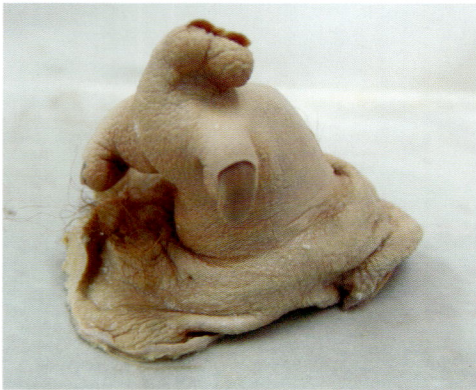

图5-37 骶尾部畸胎瘤

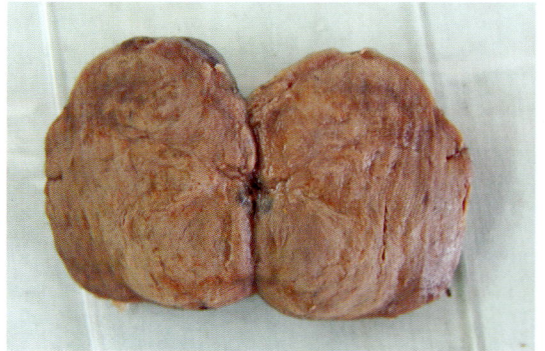

图5-38 脑膜瘤

8.转移性肿瘤

(1)骨转移性肝癌:特征如图 5-39 所示。

(2)淋巴结转移癌:特征如图 5-40 所示。

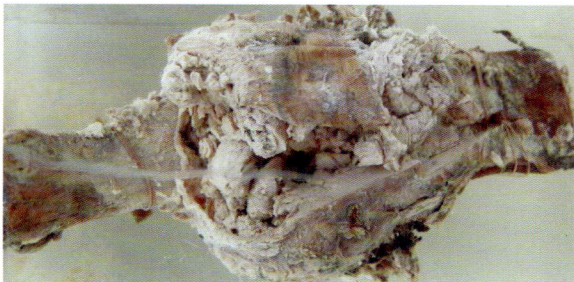

图 5-39　骨转移性肝癌

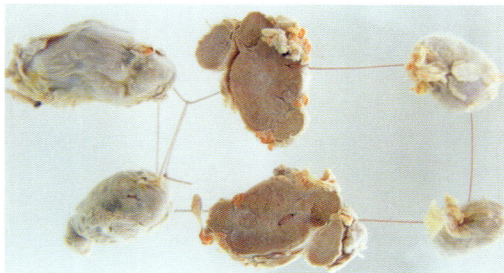

图 5-40　淋巴结转移癌

(二)切片标本

1.息肉状腺瘤

镜下可见息肉状突起。表面覆盖柱状上皮,胞核位于基底,分化良好,上皮下见腺样上皮增生,间质较少。间质中及上皮表面伴有炎细胞浸润和出血,基底部为纤维结缔组织及扩张之血管(图 5-41)。

2.皮肤乳头状瘤

肿瘤组织呈乳头状,乳头中央由结缔组织和血管形成中心索,乳头表面有增生的鳞状上皮覆盖(鳞状上皮乳头状瘤),细胞分化良好,基底膜清楚(图 5-42)。

请思考:如果乳头状瘤表面覆盖的是柱状上皮或移行上皮,如何命名?

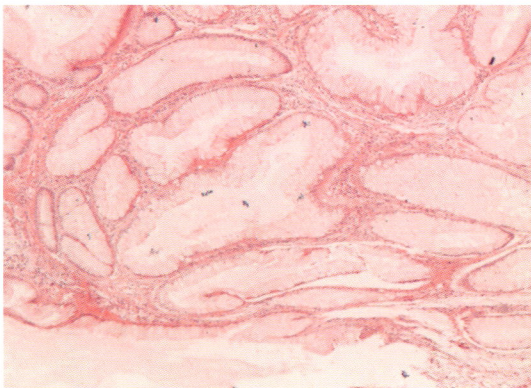

图 5-41　息肉状腺瘤

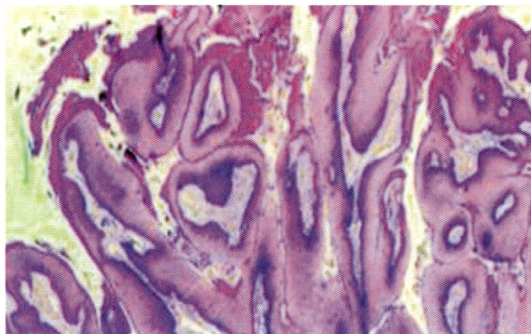

图 5-42　皮肤乳头状瘤

3.观察图 5-43、图 5-44 后描述

癌细胞突破基底膜向深层浸润,形成大小不一、形态不规则的癌巢,排列在癌巢外层的细胞相当于基底的细胞,其内相当于棘细胞层的细胞,有的癌巢中央可见层状的角化物,即角化珠(或癌珠)。请你判断一下,此癌的分化程度较差还是较好? 有何依据?

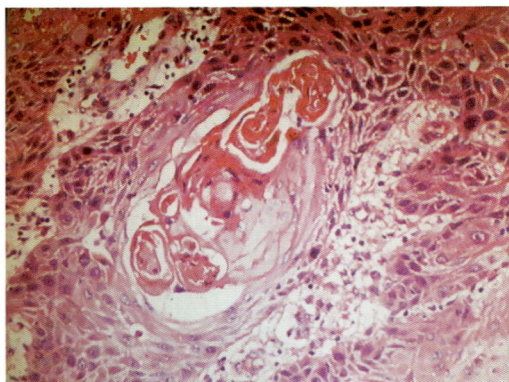

图 5-43

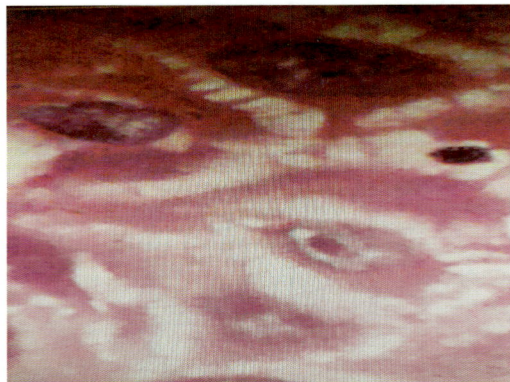

图 5-44

绘图及说明：

病理诊断：

分化程度及依据：

4. 胃腺癌

如图 5-45 所示，癌组织呈条索状、小片状，散在排列，少数呈不规则腺管状，细胞核大、深染、核膜厚，核仁明显，核分裂象可见；癌组织广泛弥漫地浸入深肌层中。

绘图及说明：

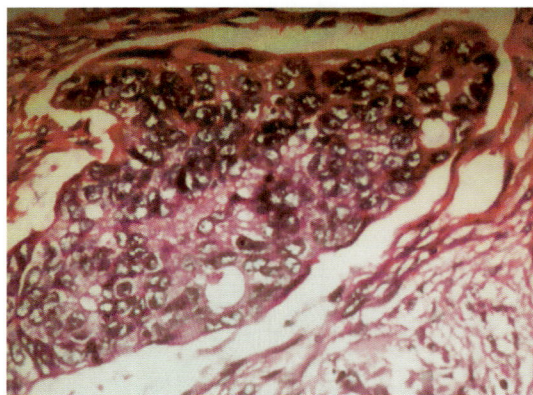

病理诊断：

图 5-45 胃腺癌

5.平滑肌瘤

肿瘤组织一侧可见完整的包膜,瘤细胞与正常平滑肌细胞相似,呈长梭形,核为杆状,两端钝圆,细胞排列不规则,呈条索状或编织状,细胞间夹有少量纤维组织和血管,小血管周围有较多的淋巴细胞浸润(图 5-46)。

6.纤维瘤

肿瘤细胞与正常纤维细胞无明显差异,呈长梭形,细胞形状、大小较为一致,细胞核呈杆状,两端较尖,瘤细胞呈纵横交错之束状排列,细胞间有胶原纤维形成(图 5-47)。

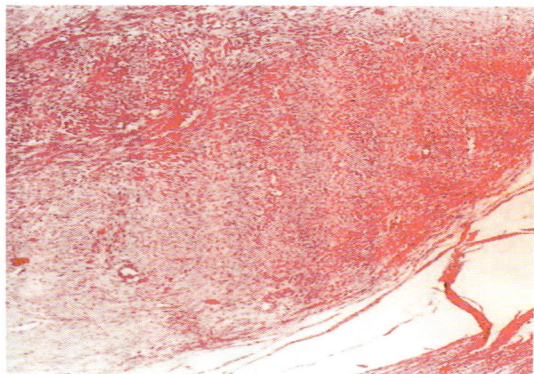

图 5-46　平滑肌瘤

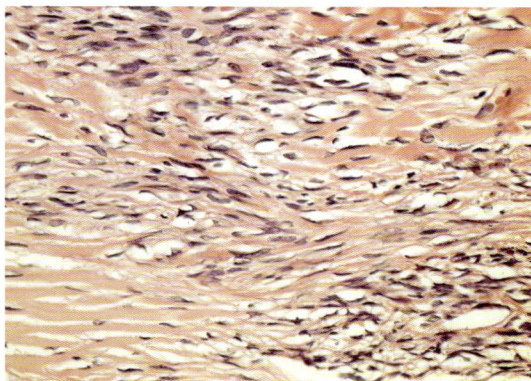

图 5-47　纤维瘤

7.纤维肉瘤

肿瘤细胞形态不一,为梭形、椭圆形或不规则形,细胞核大,染色深,核膜明显,可见病理性核分裂,胶原纤维较少(图 5-48)。

8.宫颈原位癌

宫颈鳞状上皮全层异型增生,癌变细胞排列紊乱,极性消失,可见病理性核分裂,肿瘤细胞沿基底膜长入腺体,基底膜保持完整。固有层见大量淋巴细胞浸润(图 5-49)。

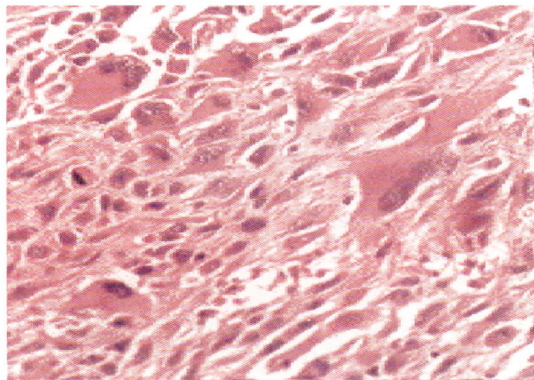

图 5-48　纤维肉瘤

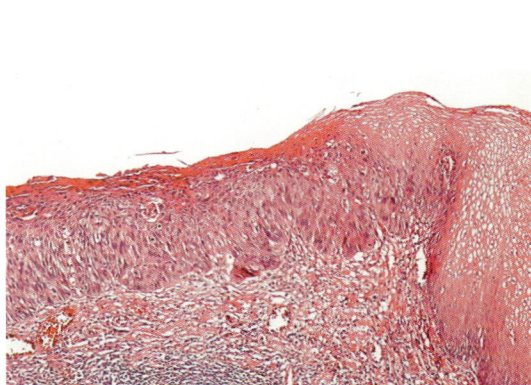

图 5-49　宫颈原位癌

9.淋巴结转移性癌

淋巴结结构破坏,被大小不一、形状不规则的瘤组织团块及巢状结构所取代。瘤细胞异型明显,细胞分化程度较低。局部残存少量淋巴结组织(图5-50)。

10.痰涂片

请观察图5-51痰涂片中癌细胞的形态特点。

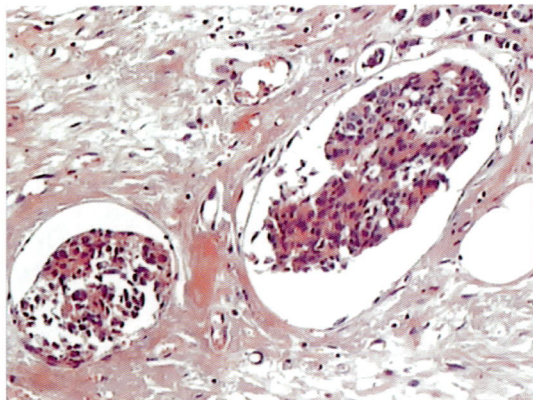

图5-50 淋巴结转移性癌

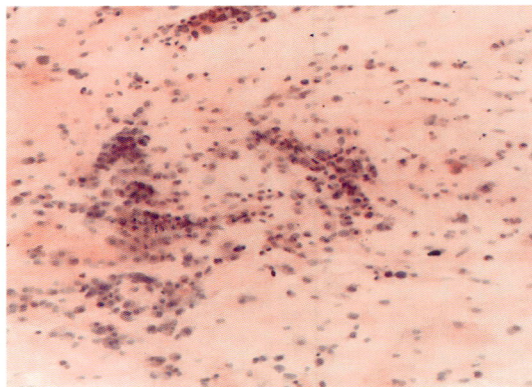

图5-51 痰涂片

【病例讨论】

患者,林××,男,62岁。4个月前渐觉吞咽困难伴进食后呕吐,起初不能吞咽硬饭,继之软饭也需要汤水送下,最后吞咽稀饭、面条也很困难,只能喝粥、汤、豆浆等。体重较发病前减轻20kg。一周来出现咳嗽、咯血和高热(39~40℃)。食道球拉网和痰液脱落细胞检查发现,多数细胞胞浆红染,有明显异型之细胞。X线检查显示,食道中段边缘有不规则的狭窄和梗阻,蠕动消失,梗阻上方食管扩张,钡剂滞留,左肺有一密度较高的块状阴影,附近伴有肺炎阴影。体检:患者明显消瘦、贫血,左锁骨上淋巴结核桃大小,质硬;肝肋下四横指,触之有结节状感。

讨论题:

1.根据病情做出初步诊断,并说明诊断依据。

2.据该患者的临床表现和体征,分析病理变化过程。

【单项选择题】

A 型题

1. 下列哪项是诊断恶性肿瘤的主要依据 （ ）

    A. 肿瘤的肉眼形态   B. 肿瘤对机体的影响   C. 肿瘤的大小

    D. 肿瘤细胞的异型性   E. 肿瘤的体积

2. 判定良性与恶性肿瘤，最具诊断意义的是 （ ）

    A. 肿瘤细胞的异型性   B. 生长速度   C. 对机体影响

    D. 生长方式   E. 肿瘤的大小

3. 由三个胚层的各种成熟组织构成的肿瘤为 （ ）

    A. 无性系胞瘤   B. 绒毛膜癌   C. 畸胎瘤

    D. 增生性瘤   E. 内胚窦瘤

4. 癌前病变的定义是 （ ）

    A. 早期浸润癌   B. 良性肿瘤的恶变   C. 恶性度高的肿瘤

    D. 有可能癌变的良性病变   E. 有可能转变成鳞癌的良性病变

5. 原位癌的定义是 （ ）

    A. 早期癌   B. 原发癌   C. 癌前病变

    D. 在原地的癌   E. 未突破基底膜的癌

6. 下列哪一种形态的肿块，癌变的可能性最大 （ ）

    A. 乳头状   B. 肿块大   C. 有较长的蒂

    D. 蕈状   E. 火山口状溃疡

7. 癌与肉瘤的根本区别在于 （ ）

    A. 发生的年龄   B. 组织来源   C. 生长的速度

    D. 对机体的危害性   E. 转移途径

8. 分化程度高是指 （ ）

    A. 肿瘤周围有较多的淋巴细胞   B. 不容易引起器官的阻塞和破坏

    C. 与起源组织相似   D. 有较大的异型性   E. 高度恶性的肿瘤

9. 下列哪一项属于肿瘤组织结构的异型性 （ ）

    A. 瘤细胞大小不一   B. 病理性核分裂象   C. 核大、深染，核浆比例增大

    D. 核畸形，核仁大，核膜增厚   E. 瘤细胞排列紊乱，失去正常极向

10. 癌的特点中，错误的一条是 （ ）

    A. 癌细胞呈巢状分布   B. 实质与间质分界清楚   C. 癌细胞有异型性，间质则无

    D. 首先从血道转移   E. 癌细胞间无网状纤维

11. 良性肿瘤的异型性主要表现在 （ ）

    A. 瘤细胞的多形性   B. 瘤细胞核的多形性   C. 组织结构的异型性

    D. 病理性核分裂象   E. 核浆比例增大

12. 下列哪项是诊断恶性肿瘤的主要依据 （　　）

    A. 核大   B. 多核   C. 巨核

    D. 分裂象   E. 病理性核分裂象

13. 肿瘤的实质是指 （　　）

    A. 肿瘤的本质   B. 肿瘤的异常增生   C. 肿瘤组织

    D. 肿瘤细胞   E. 结缔组织

14. 判定肿瘤的组织来源，主要根据 （　　）

    A. 肿瘤的良恶性   B. 肿瘤的生长方式

    C. 肿瘤的实质与间质分界是否清楚   D. 肿瘤的实质

    E. 肿瘤的间质

15. 下列哪一项不是真正的肿瘤 （　　）

    A. 白血病   B. 霍奇金病   C. 创伤性神经瘤

    D. 蕈样霉菌病   E. 神经母细胞瘤

16. 癌是指 （　　）

    A. 上皮组织来源的恶性肿瘤的总称   B. 间叶组织来源的恶性肿瘤的总称

    C. 所有肿瘤的总称   D. 所有恶性肿瘤的总称   E. 癌和肉瘤的总称

17. 诊断癌的主要依据是 （　　）

    A. 老年人   B. 浸润性生长   C. 异型性大

    D. 病理性核分裂象   E. 癌巢形成

18. 肺转移性肝癌是指 （　　）

    A. 肺癌转移到肝   B. 肝癌转移到肺   C. 肝和肺同时发生转移性癌

    D. 肝癌和肺癌互相转移   E. 肝癌和肺癌同期转移到其他地方

19. 淋巴结转移性癌的诊断依据是 （　　）

    A. 淋巴结肿大   B. 淋巴结疼痛   C. 淋巴结内出现癌巢

    D. 淋巴结滤泡内出现异型细胞   E. 淋巴结变硬

20. 恶性肿瘤分级的依据是 （　　）

    A. 分化程度高低   B. 浸润的范围   C. 有无转移

    D. 对机体的危害程度   E. 原发瘤的大小

B 型题

    A. 血行转移   B. 直接蔓延   C. 淋巴道转移

    D. 种植转移   E. 以上都不可能

21. 直肠癌转移到肝 （　　）

22. 胃癌转移到盆腔壁 （　　）

23. 乳腺癌转移到腋窝下 （　　）

24. 宫颈癌累及膀胱 （　　）

    A. 膨胀性生长   B. 外生＋浸润性生长   C. 浸润性生长

    D. 浸润性生长＋溃疡形成   E. 外生性生长

25. 乳腺纤维腺瘤 （　　）

26. 胃腺癌 　　　　　　　　　　　　　　　　　　　　　　　（　　）

27. 直肠腺瘤 　　　　　　　　　　　　　　　　　　　　　　（　　）

28. 基底细胞癌 　　　　　　　　　　　　　　　　　　　　　（　　）

29. 肺癌 　　　　　　　　　　　　　　　　　　　　　　　　（　　）

    A. 骨肉瘤　　　　　　　　B. 囊腺瘤　　　　　　　　C. 印戒细胞癌

    D. 纤维腺瘤　　　　　　　E. 乳头状瘤

30. 阴茎可发生 　　　　　　　　　　　　　　　　　　　　　（　　）

31. 胫骨上端可发生 　　　　　　　　　　　　　　　　　　　（　　）

32. 乳腺可发生 　　　　　　　　　　　　　　　　　　　　　（　　）

33. 卵巢可发生 　　　　　　　　　　　　　　　　　　　　　（　　）

34. 胃可发生 　　　　　　　　　　　　　　　　　　　　　　（　　）

    A. 上皮来源良性肿瘤　　B. 上皮来源恶性肿瘤　　C. 间叶来源良性肿瘤

    D. 间叶来源恶性肿瘤　　E. 癌前期病变

35. 慢性萎缩性胃炎伴肠上皮化生 　　　　　　　　　　　　　（　　）

36. 脂肪瘤 　　　　　　　　　　　　　　　　　　　　　　　（　　）

37. 家族性多发性肠息肉病 　　　　　　　　　　　　　　　　（　　）

38. 乳腺囊肿病 　　　　　　　　　　　　　　　　　　　　　（　　）

39. 纤维肉瘤 　　　　　　　　　　　　　　　　　　　　　　（　　）

40. 基底细胞癌 　　　　　　　　　　　　　　　　　　　　　（　　）

实验六　心血管系统疾病

【实验目的】

掌握心血管系统主要疾病动脉粥样硬化、高血压、风湿性心瓣膜病的病变特征。

【实验内容】

(一)大体标本

1.风湿性心内膜炎

沿心脏左侧缘切开左心房及左心室,暴露左房室瓣(二尖瓣),见二尖瓣略为增厚,瓣膜闭锁,缘上可见少数细小灰黄色半透明的赘生物,赘生物质坚实,不易脱落。腱索增粗、缩短,乳头肌肥大,左心室壁增厚(图 6-1)。

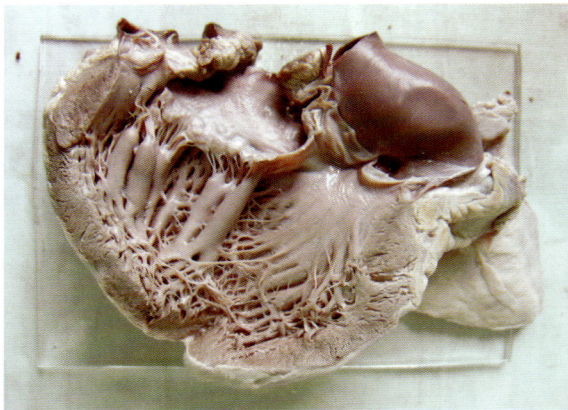

图 6-1　风湿性心内膜炎

2.风湿性二尖瓣狭窄

切除部分心房及心室组织,显示二尖瓣,见二尖瓣瓣膜明显增厚,互相粘连,使房室口高度狭窄,只能通过一根细玻璃棒,因状似鱼口,故亦称"鱼口心"。左心房显著扩张,左心室变化不明显(图 6-2)。(为什么?)

3.风湿性二尖瓣关闭不全

从左侧缘切开左心,暴露二尖瓣,见二尖瓣瓣膜极度增厚,外观较粗糙,失去正常光泽,瓣膜卷曲,腱索明显缩短,乳头肌显著增粗,左心房、室均扩张肥大(图 6-3)。

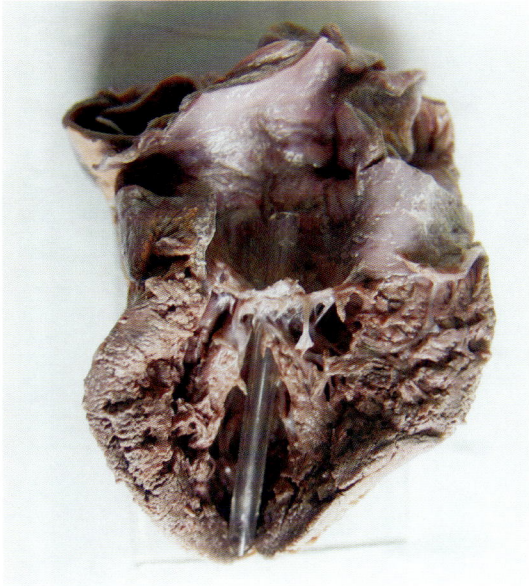

图 6-2　风湿性二尖瓣狭窄

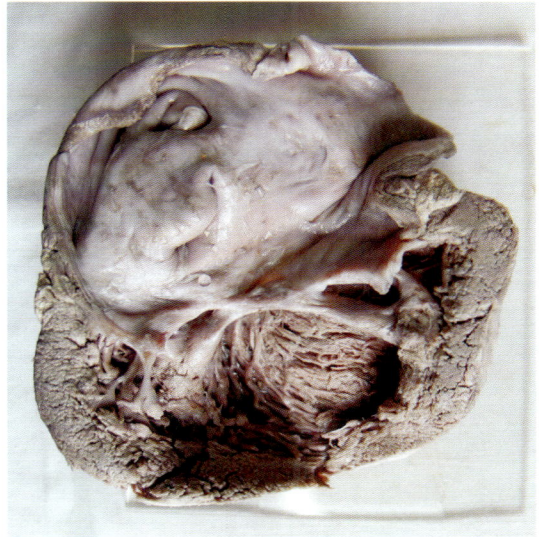

图 6-3　风湿性二尖瓣关闭不全

4.观察图 6-4 后描述

描写：

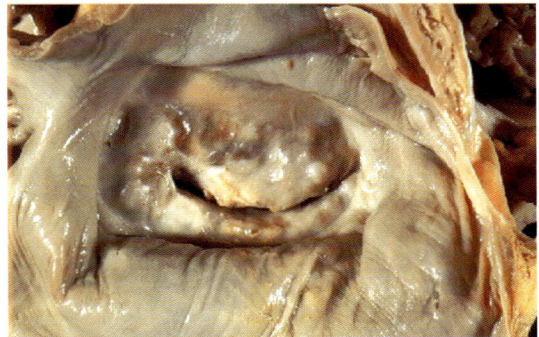

病理诊断：

图 6-4

5.细菌性心膜炎

主动脉瓣处有一约 2cm×1cm 的黑色赘生物，质脆，瓣膜已被破坏（图 6-5）。请比较与风湿性心内膜炎所形成的赘生物有何不同？

6.高血压性心脏病

左心室壁明显增厚（正常左室壁厚度为 0.8～1.0cm，现已增至 1.5～2.0cm），但心腔无明显扩张（此种改变称_____。它是怎样形成的？_____）。左心室壁内膜下可见灰黑色出血斑（图 6-6）。

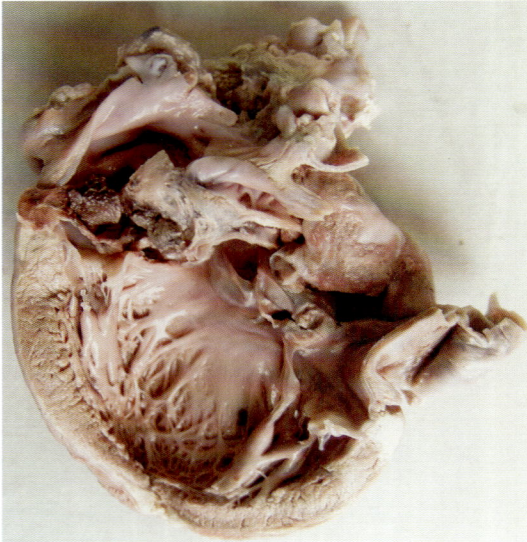

图 6-5　细菌性心膜炎

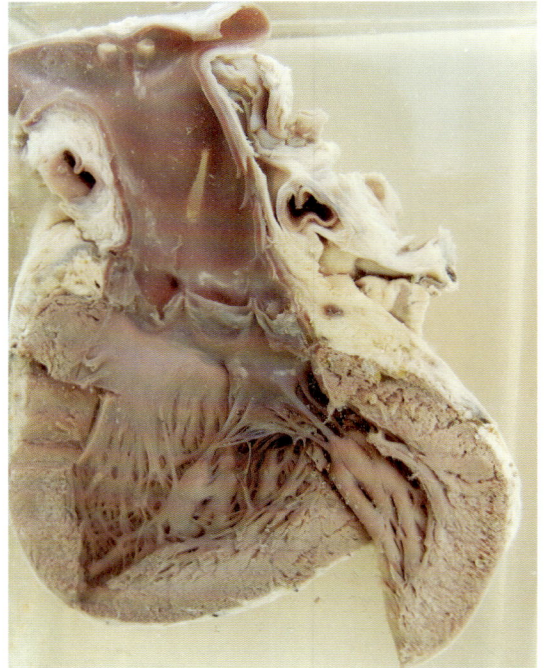

图 6-6　高血压性心脏病

7. 脑出血

大体形态描述,请参阅实验三,试问在心血管疾病中,何种疾病易引起脑出血?

8. 主动脉粥样硬化

观察图 6-7、图 6-8 及图 6-9 后,分别描写其肉眼观察病变特点。

图 6-7:

图 6-8:

图 6-9:

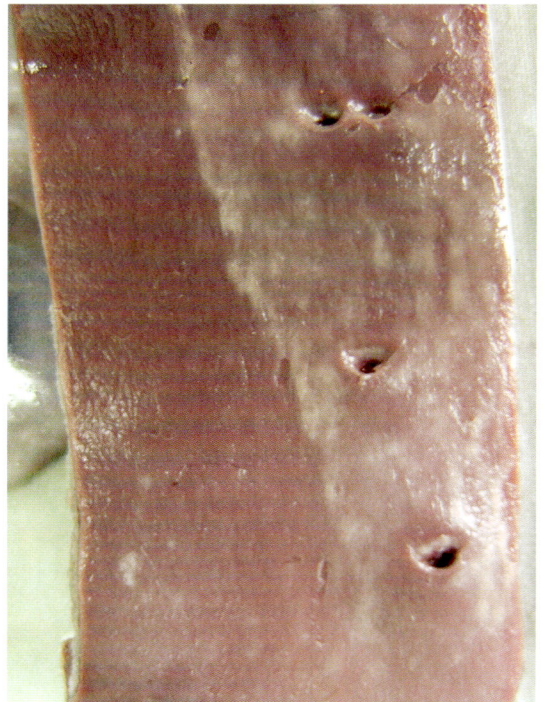

图 6-7　脂班脂纹

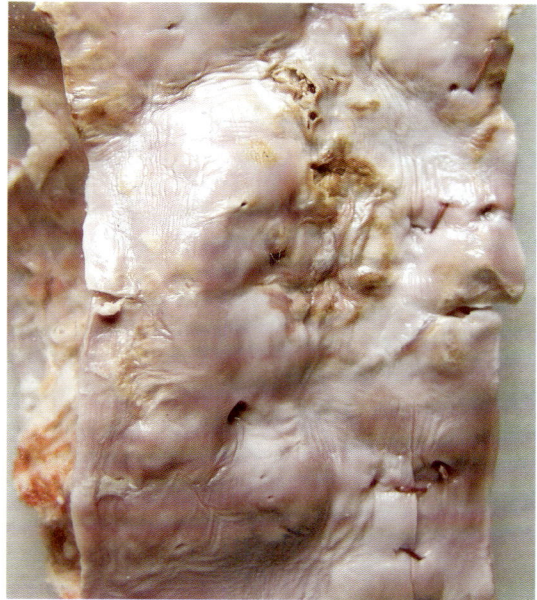

图 6-9 粥样斑块

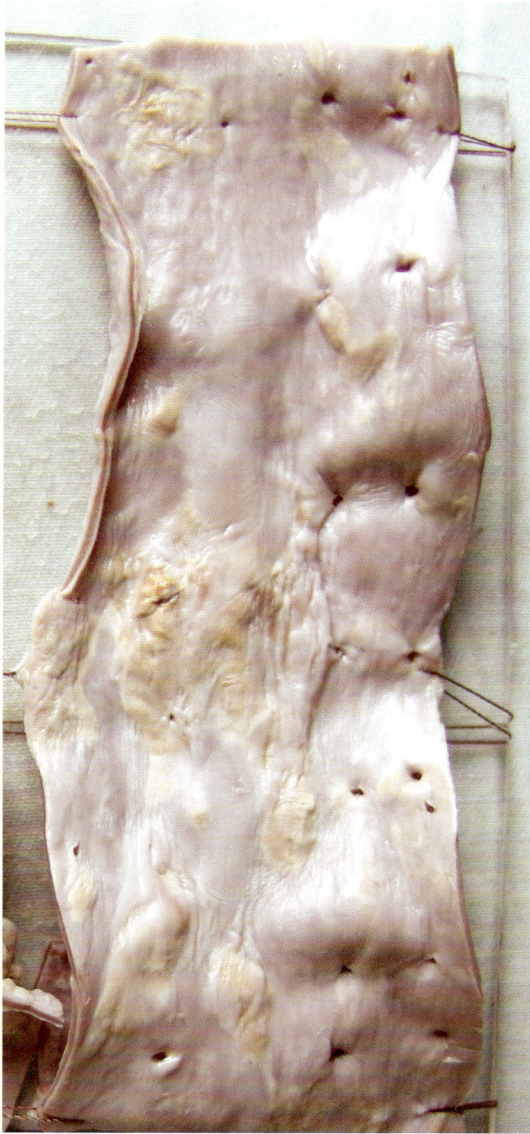

图 6-8 纤维斑块

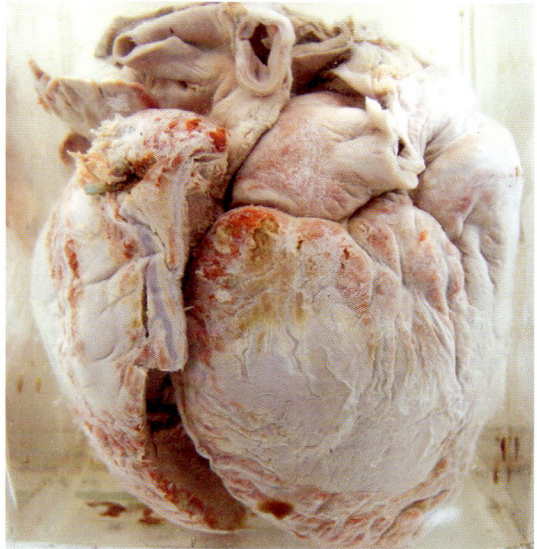

图 6-10 冠状动脉粥样硬化

9. 冠状动脉粥样硬化

在升主动脉根部可见右冠状动脉主干增粗变硬,血管壁增厚,管腔狭窄,用手触之无弹性,有坚韧感(图 6-10)。(冠状动脉粥样硬化好发于什么部位? ＿＿＿＿＿＿＿)。

(二)切片标本

1. 风湿性心肌炎

心肌纤维肥大,心内膜和间质小血管周围有阿少夫小体(Aschoff body)形成;小体呈梭形,中央为纤维索样坏死物,坏死物边缘有风湿细胞,周围有少量淋巴细胞围绕,部分阿少夫小体已进入纤维化期(图6-11)。

2.观察图6-12后描述

肉眼观切片标本中冠状动脉内膜呈半月形增厚,此即病变所在部位(凸起部属血管内膜面)。镜下可见内膜因多量纤维组织增生及玻璃样变性而明显增厚,内膜下可见大量针状或竹叶状空隙,此为胆固醇结晶(胆固醇在制片过程中被溶解后所留下之空隙)。

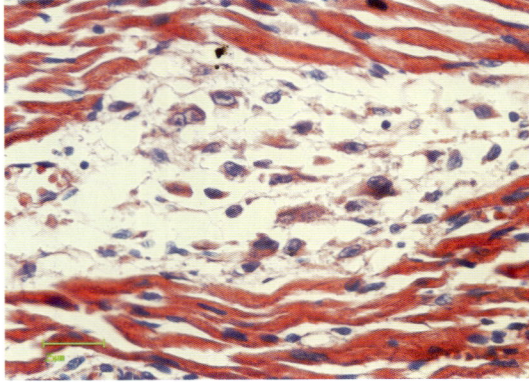

图6-11　风湿性心肌炎

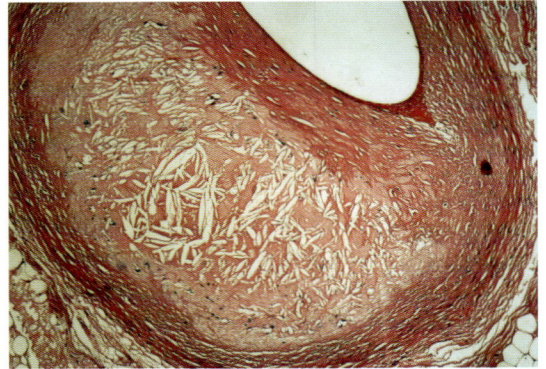

图6-12

绘图及说明:

病理诊断:

请思考:动脉粥样硬化的好发部位为＿＿＿＿＿＿＿＿＿＿＿＿＿＿＿；粥样斑块形成后的继发性病变有＿＿＿＿＿＿＿＿＿＿＿＿＿＿；＿＿＿＿＿＿＿＿＿＿＿＿＿＿；＿＿＿＿＿＿＿＿＿＿＿＿＿＿；＿＿＿＿＿＿＿＿＿＿＿＿＿＿；＿＿＿＿＿＿＿＿＿＿＿＿＿。

【病例讨论】

患者,陈××,女,25岁,未婚,农民。

主诉:咳嗽、气急、不能平卧,全身浮肿一月余。

现病史:患者于××年8月夜间防涝被雨淋湿而受凉,继而出现畏寒、发热、咽喉疼痛、四肢酸痛,当即入某卫生院做感冒治疗,逐渐好转。同年11月份起感到气急,并逐渐加重,不能平卧,全身浮肿。休息后气急好转,浮肿消退,但劳累后又明显起来。近一个月来,休息时亦气急,不能平卧,口唇发紫,尿量减少,胃纳不佳。

过去史:患者自幼有喉痛鼻衄史,15岁左右常有膝、肘、腕关节游走性疼痛,遇阴雨天疼痛加剧。近几年来常因劳累后感有气急,并出现下肢浮肿,但休息后即好转。

体检:发育中等,营养欠佳,脉搏107次/min,血压120/80mmHg,端坐呼吸。口唇、指甲发紫,全身浮肿,下肢有明显凹陷性水肿,两侧扁桃腺肿大、充血,颈静脉怒张,心浊音界扩大,二尖瓣区可听到舒张期雷鸣样杂音,腹部膨隆,有移动性浊音,肝下界在右季肋下三横指、质软。

讨论题:

1.分析该患者发病原因及疾病经过。

2.根据症状及体征分析心脏的病理变化。

3.用所学过的病理学知识,解释其一系列临床表现。

【单项选择题】

A 型题

1.与动脉粥样硬化有关的疾病是　　　　　　　　　　　　　　　　　　　　　　　　　(　)

　　A.高血压　　　　　　　　B.风湿性心脏病　　　　　　C.扩张性心肌病

　　D.肥厚性心肌病　　　　　E.限制性心肌病

2.下列对原发性高血压肾脏病变描写错误的是　　　　　　　　　　　　　　　　　　(　)

　　A.部分肾小球肥大,所属肾小管扩张　　　B.部分肾小球纤维化,所属肾小管萎缩

　　C.入球细动脉玻璃样变性　　　　　　　　D.间质结缔组织增生,淋巴细胞浸润

　　E.肾小球囊内形成大量新月体

3.下列有关风湿性心内膜炎瓣膜赘生物的叙述哪项有错　　　　　　　　　　　　　　(　)

　　A.常见于二尖瓣和主动脉瓣　　　B.位于瓣膜的血流冲击面闭锁缘

　　C.白色血栓或血小板血栓　　　　D.多个、粟粒大小　　　　E.易脱落引起栓塞

4.以左心室向心性肥大为特点是　　　　　　　　　　　　　　　　　　　　　　　　(　)

　　A.高血压病　　　　　　　B.肺源性心脏病　　　　　　C.二尖瓣狭窄

　　D.二尖瓣关闭不全　　　　E.主动脉瓣关闭不全

5.对动脉粥样硬化的描述,下列哪一项是错误的　　　　　　　　　　　　　　　　　(　)

　　A.动脉粥样硬化主要累及大、中动脉

　　B.吸烟是引起动脉粥样硬化的危险因素之一

　　C.动脉粥样硬化多见于中、老年人

　　D.女性在绝经前动脉粥样硬化的发病率高于同龄组男性

　　E.动脉粥样硬化病变处易合并血栓形成

6.下列哪种病变不见于动脉粥样硬化　　　　　　　　　　　　　　　　　　　　　　(　)

　　A.血栓形成　　　　　　　B.玻璃样变　　　　　　　　C.纤维蛋白样坏死

　　D.钙化　　　　　　　　　E.出血

7. 良性高血压时造成血压升高的主要病变是　　　　　　　　　　　（　　）

   A. 脑细动脉纤维蛋白样坏死　　B. 颗粒性固缩肾　　　　C. 全身细动脉硬化

   D. 左心室肥大　　　　　　　　E. 重要器官肌型动脉中膜及内膜增厚

8. 风湿性病变中,哪一项对机体危害最大　　　　　　　　　　　　（　　）

   A. 反复发作的风湿性关节炎　　　　　　　　　　B. 反复发作的环形红斑

   C. 反复发作的风湿性心内膜炎　　　　　　　　　D. 风湿性皮下结节

   E. 风湿性动脉炎

9. 引起冠状动脉性心脏病的最常见原因是　　　　　　　　　　　　（　　）

   A. 冠状动脉痉挛　　　　B. 冠状动脉粥样硬化　　　C. 梅毒性冠状动脉炎

   D. 高安动脉炎　　　　　E. 梅毒性主动脉炎所致的冠状动脉狭窄

10. 风湿性心内膜炎时,哪个心瓣膜最常受累　　　　　　　　　　　（　　）

   A. 三尖瓣　　　　　　　B. 二尖瓣　　　　　　　　C. 主动脉瓣

   D. 肺动脉瓣　　　　　　E. 二尖瓣和肺动脉瓣

11. 高血压病脑出血最常见的部位是　　　　　　　　　　　　　　　（　　）

   A. 大脑皮质　　　　　　B. 大脑髓质　　　　　　　C. 蛛网膜下腔

   D. 内囊及基底节区　　　E. 延髓

12. 冠状动脉粥样硬化最常累及下列哪个动脉分支　　　　　　　　　（　　）

   A. 左冠状动脉主干　　　B. 右冠状动脉主干　　　　C. 左旋支

   D. 右冠状动脉后降支　　E. 左冠状动脉前降支

13. 在光镜下可见病灶中央为纤维素样坏死,周围有增生的 Aschoff 细胞,该病变称为

                                               （　　）

   A. 结核结节　　　　　　B. 伤寒小结　　　　　　　C. 假结核结节

   D. 风湿小体　　　　　　E. 小胶质细胞结节

14. 恶性高血压患者发生尿毒症的主要原因是　　　　　　　　　　　（　　）

   A. 肾小球纤维化　　　　B. 肾间质出血　　　　　　C. 肾小动脉增生性动脉内膜炎

   D. 肾细动脉纤维蛋白样坏死　　　　　　　　　　E. 肾小管坏死

15. 有关亚急性感染性心内膜炎的描述,哪项是错误的　　　　　　　（　　）

   A. 病程较长　　　　　　B. 常发生在有病变的瓣膜上　　　C. 赘生物易脱落

   D. 呈疣状心内膜炎　　　E. 常见为草绿色链球菌感染

16. 高血压病最常见的死亡原因　　　　　　　　　　　　　　　　　（　　）

   A. 心力衰竭　　　　　　B. 高血压脑病　　　　　　C. 肾功能衰竭尿毒症

   D. 脑出血　　　　　　　E. 脑梗死

17. 下列哪种病症不仅不会导致左心室肥大甚至会使之略为缩小　　（　　）

   A. 第三期梅毒　　　　　B. 主动脉瓣关闭不全　　　C. 二尖瓣关闭不全

   D. 高血压　　　　　　　E. 二尖瓣狭窄

18. 以右心为始发部位的心力衰竭发生于　　　　　　　　　　　　　（　　）

   A. 高血压性心脏病　　　B. 肺源性心脏病　　　　　C. 冠心病

   D. 风湿性心脏病　　　　E. 亚急性感染性心内膜炎

19. X 线检查风湿病患者的心脏呈"梨形"的心瓣膜病是　　　　　　（　　）

A. 二尖瓣关闭不全　　　B. 主动脉瓣狭窄　　　　C. 二尖瓣狭窄

D. 主动脉瓣关闭不全　　E. 二尖瓣狭窄伴关闭不全

20. 心肌梗死多发生在 　　　　　　　　　　　　　　　　　　　　　　（　　）

A. 左心室前壁　　　　　B. 右心室前壁　　　　　C. 左心房

D. 右心房　　　　　　　E. 室间隔后 1/3 处

21. 对动脉粥样硬化的粥样斑块描述错误的是 　　　　　　　　　　　（　　）

A. 有胆固醇结晶　　　　B. 有钙盐沉积　　　　　C. 有坏死物

D. 有肉芽组织　　　　　E. 该处中膜平滑肌细胞肥大增生

B 型题

A. 附壁血栓　　　　　　B. 息肉状血栓　　　　　C. 疣状血栓

D. 微血栓　　　　　　　E. 延续性血栓

22. 感染性心内膜炎 　　　　　　　　　　　　　　　　　　　　　　　（　　）

23. 风湿性心内膜炎 　　　　　　　　　　　　　　　　　　　　　　　（　　）

24. 心肌梗死累及心内膜 　　　　　　　　　　　　　　　　　　　　　（　　）

A. 病变的心壁局部向外膨出　　B. 球形心　　　　　C. 梨形心

D. 靴形心　　　　　　　　　　E. 绒毛心

25. 主动脉瓣狭窄 　　　　　　　　　　　　　　　　　　　　　　　　（　　）

26. 室壁瘤 　　　　　　　　　　　　　　　　　　　　　　　　　　　（　　）

27. 二尖瓣关闭不全 　　　　　　　　　　　　　　　　　　　　　　　（　　）

28. 二尖瓣狭窄 　　　　　　　　　　　　　　　　　　　　　　　　　（　　）

29. 风湿性心外膜炎 　　　　　　　　　　　　　　　　　　　　　　　（　　）

30. 主动脉关闭不全 　　　　　　　　　　　　　　　　　　　　　　　（　　）

实验七 呼吸系统疾病

【实验目的】

1.掌握常见病——大叶性肺炎、小叶性肺炎的病变特点；

2.熟悉肺癌的病理变化；

3.了解其他呼吸系统主要疾病的病理变化特点。

【实验内容】

（一）大体标本

1.肺气肿

如图7-1、图7-2所示，肺体积显著膨胀增大，边缘变钝、肺肋面见肋骨压迹特别明显（为什么？_____），肺泡腔扩大而成疏松海绵状。外观见斑点状的黑色区为炭末沉着。

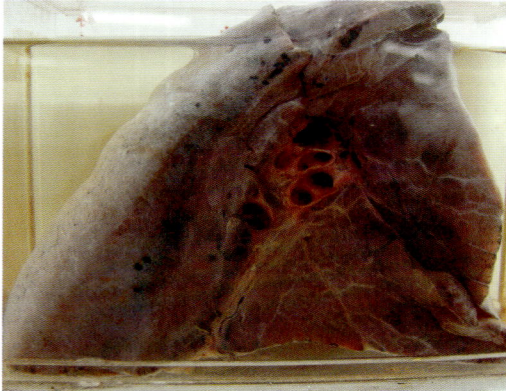

图7-1 肺气肿（一）

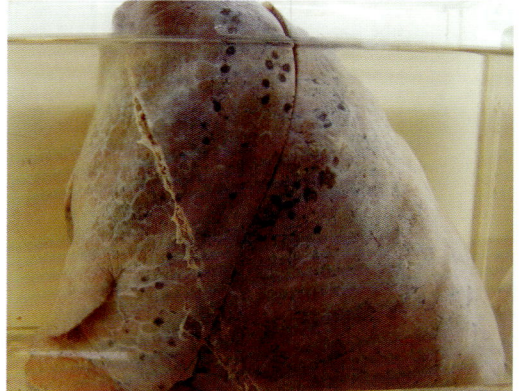

图7-2 肺气肿（二）

2.支气管扩张症

肺组织切面见支气管扩张成圆柱状或囊状，有的直达细支气管；扩张的支气管内膜粗糙，管壁增厚，周围肺组织可见不同程度的纤维化（图7-3）。

3.大叶性肺炎

病变肺叶（上叶）增大，在切面上见大部分区域呈均匀灰白色病变，胸膜表面有一层纤维性渗出物附着，部分已机化粘连（图7-4）。

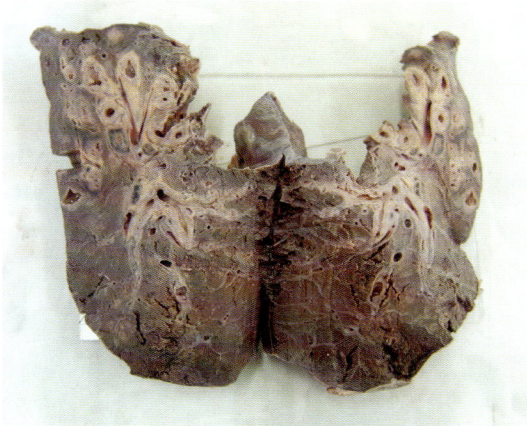

图 7-3　支气管扩张症

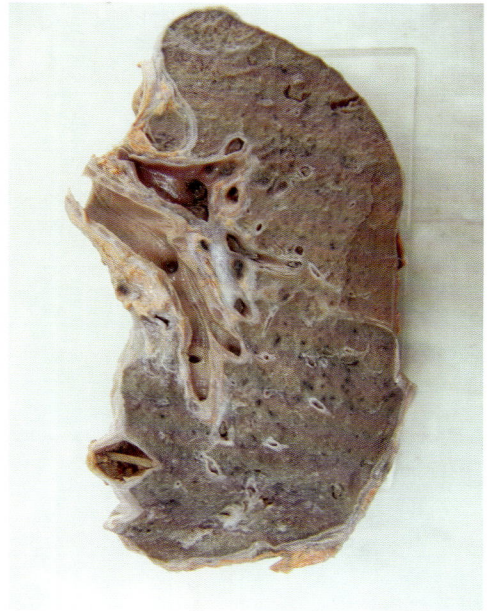

图 7-4　大叶性肺炎

4. 小叶性肺炎

肺表面(图 7-5)及切面(图 7-6)均可见多数灰白色实变病灶,病灶之间可见正常组织。部分区域病灶相互融合成小片状(即为融合性小叶性肺炎)。

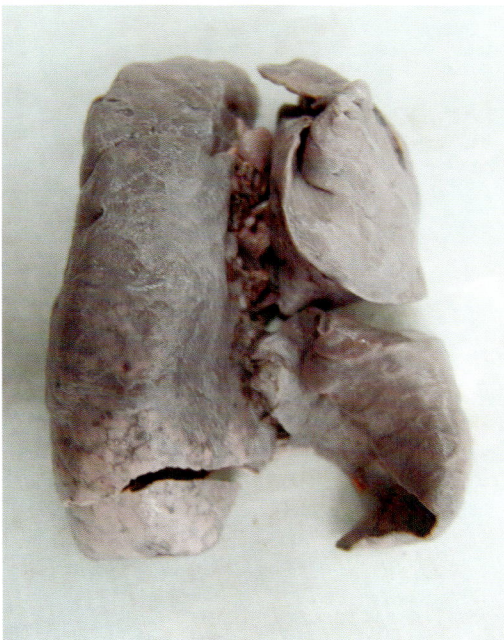

图 7-5　小叶性肺炎

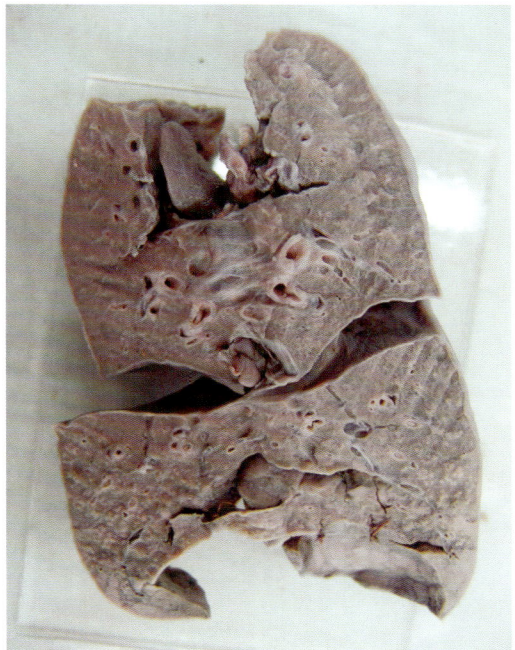

图 7-6　小叶性肺炎(切面)

请观察病灶与细支气管的关系,并比较大叶性肺炎与小叶性肺炎有何不同,填写表7-1。

表 7-1　大叶性肺炎与小叶性肺炎的区别

项目	大叶性肺炎	小叶性肺炎
病因		
年龄		
开始部位		
病变范围		
性质		
肺泡破坏		
胸膜炎		
并发症		
临床症状		

5.观察图 7-7 后进行描写

病变描写:

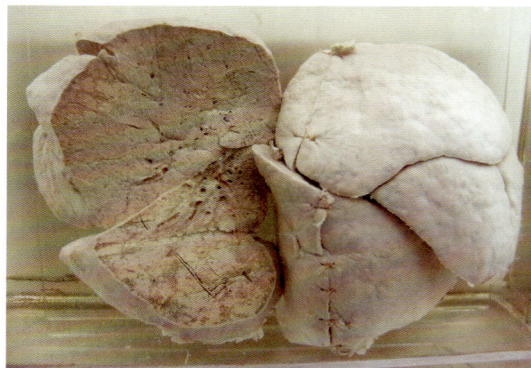

图 7-7

病理诊断:

6.硅肺

两肺体积显著增大,右肺尖部有 4cm×4cm 之肺大泡(是如何形成的?)。肺门淋巴结肿大,肿切面可见粟粒至米粒大小之结节,质硬,触之有沙粒感(图7-8)。

7.肺癌

肺切面上叶近主支气管处有 7cm×6cm 的灰白色癌结节,该处肺组织完全被破坏,癌组织呈浸润性生长,与正常肺组织之间无明显界限(图 7-9)(此型应属于肺癌的哪一型? _____)。

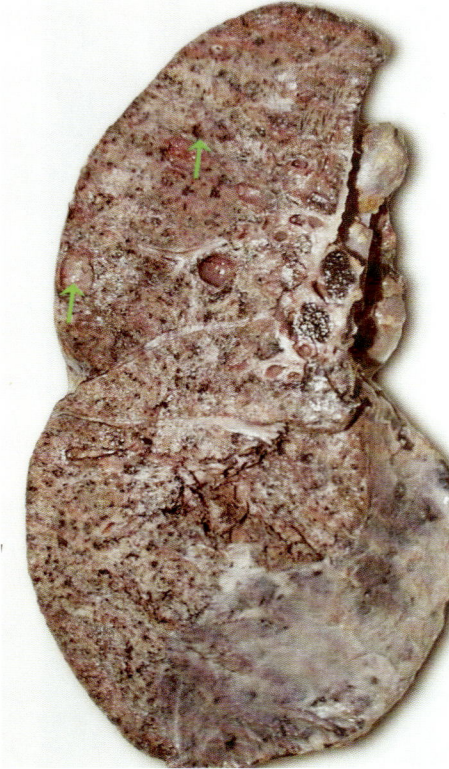

图 7-8 硅肺

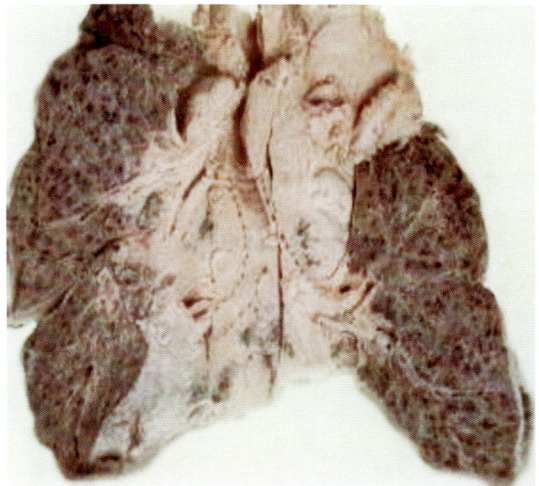

图 7-9 肺癌

8.观察图 7-10 后进行描写

病变描写:

病理诊断及分型:

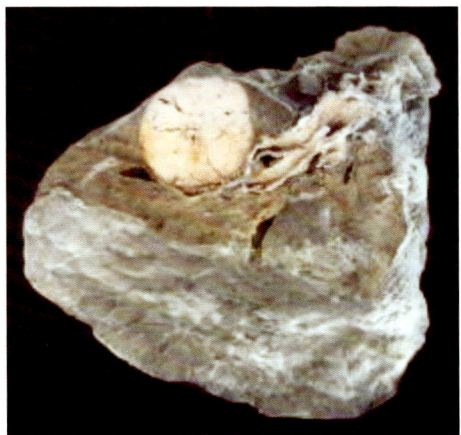

图 7-10

9.观察图 7-11 后进行描写

病变描写：

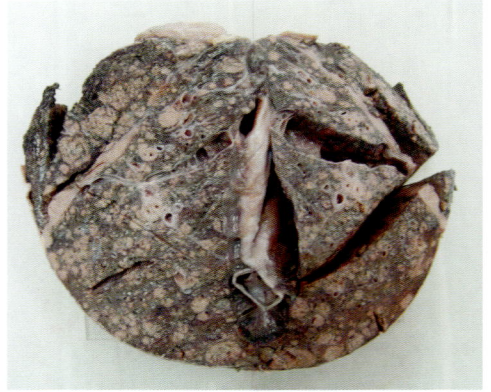

图 7-11

病理诊断及分型：

（二）切片标本

1.慢性支气管炎

先将切片置于低倍镜下，找到支气管，再进行观察。在支气管管腔内可见有炎性分泌物，支气管黏膜上皮及杯状细胞增生。黏膜下层黏液腺体肥大增生，间质中有充血、水肿、大量淋巴细胞和少量浆细胞浸润，部分支气管软骨已发生钙化（图 7-12、图 7-13）。

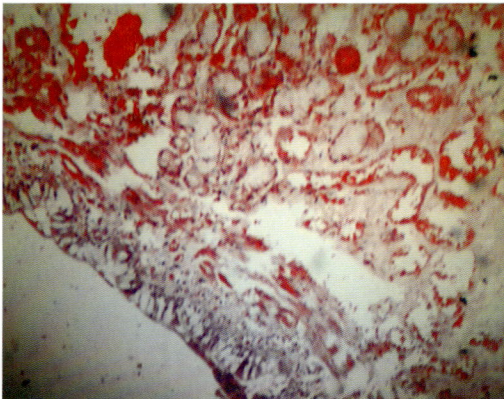

图 7-12　慢性支气管炎（一）

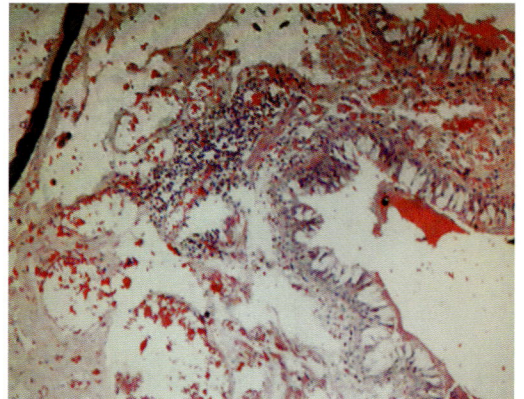

图 7-13　慢性支气管炎（二）

2.大叶性肺炎

肺泡腔扩大、腔内充满大量中性粒细胞及少量巨噬细胞，其间有纤维蛋白渗出呈细丝状。肺泡壁结构尚完整，轻度增厚，肺泡壁毛细血管狭窄，有少部分扩张伴中度充血（图 7-14）。

绘图及描写：

病理诊断：

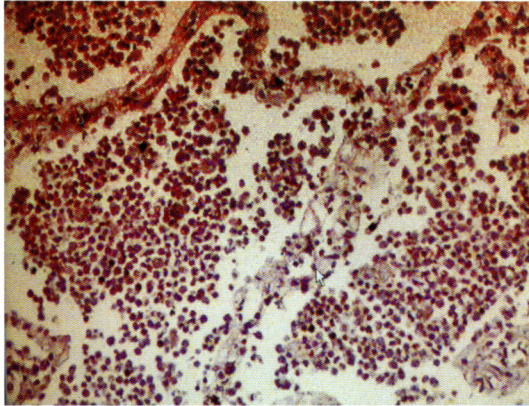

图 7-14　大叶性肺炎

3.小叶性肺炎

先在切片中找到病变区的细支气管,再进行观察。

在细支气管管腔内可见大量脓性渗出物,主要为脓细胞和脱落的上皮细胞,支气管壁充血水肿。周围肺泡中也有大量脓性渗出物。肺泡壁充血水肿,有少量炎细胞浸润(图7-15)。

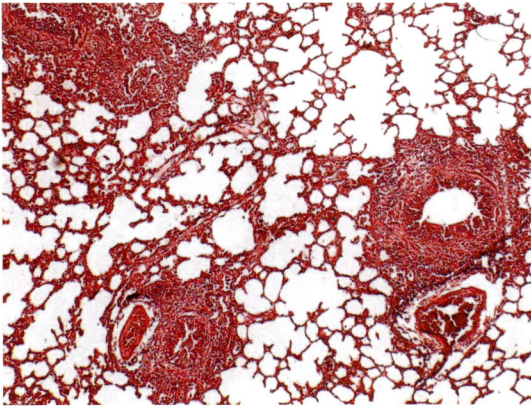

图 7-15　小叶性肺炎

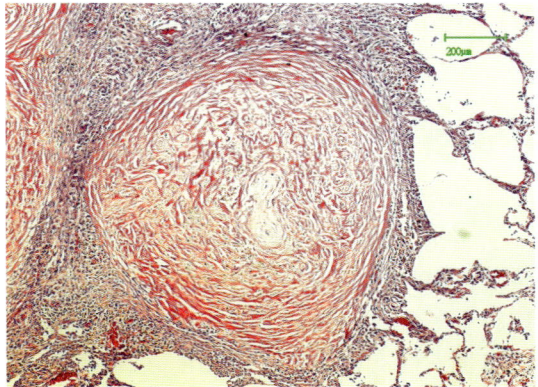

图 7-16　硅肺

4.硅肺

硅肺切片标本如图 7-16 所示。

5.肺低分化鳞癌

原有肺组织结构被破坏,癌细胞呈团块状或条索状,由分化较差的鳞状细胞构成,核大,染色深,癌细胞团块之间有少量结缔组织和血管(此型为低分化鳞状细胞癌)(图7-17)。

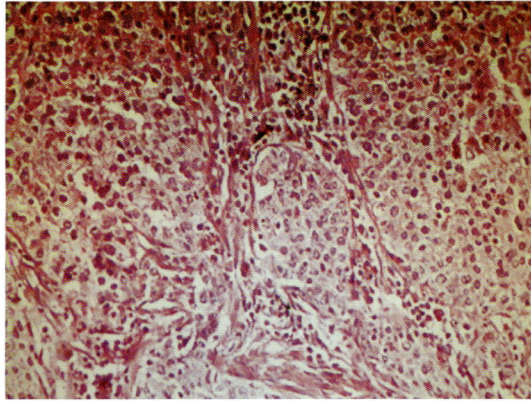

图 7-17　肺低分化鳞癌

【病例讨论】

病例一:患儿,女,7 个月。13d 前开始发热不退,但热度不很高,伴流涕,精神欠佳。病起第五天咳嗽,稍有痰鸣音;病起第八天发生气急,鼻翼扇动,口鼻周围呈青灰色;病起十三天后,气急加重,口鼻周围青紫更加明显。体检:体温 39.5℃,呼吸 72 次/min,两肺背部有中、小湿性啰音。

讨论题:

1.根据上述临床症状和体征,应考虑患儿是什么病?

2.用所学过的病理知识,解释临床症状和体征。

病例二:患者,男性,68 岁。咳嗽:咳痰二十年,心悸、气急、下肢浮肿 3 年,间断咯血,一年余,近日来气急加重,不能平卧。体检:端坐呼吸,口唇及指(趾)端明显发绀;颈静脉怒张,两肺有干、湿性啰音,肺动脉瓣区第二心音增强,肝大,右季肋下 3cm 伴有压痛。X 线检查:两肺多发性支气管扩张伴硬化。

讨论题:

1.请做出初步诊断,患者是什么病?

2.依据临床症状、体征及 X 线检查,分析其病理变化。

【单项选择题】

A 型题

1. 慢性支气管炎患者咳痰的病变基础是　　　　　　　　　　　　　　　　　　　　（　　）

　　A. 支气管壁充血、水肿　　　　　B. 支气管黏膜上皮细胞变性、坏死

　　C. 腺体肥大、增生，浆液腺黏液腺化生　　　　　D. 支气管壁纤维组织增生

　　E. 平滑肌束断裂、软骨萎缩

2. 引起肺气肿最重要的原因是　　　　　　　　　　　　　　　　　　　　　　　　（　　）

　　A. 吸烟　　　　　　　　　B. 小气道感染　　　　　C. 尘肺

　　D. 慢性阻塞性细支气管炎　　　　E. 空气污染

3. 能反映大叶性肺炎本质的病变是　　　　　　　　　　　　　　　　　　　　　　（　　）

　　A. 累及整个肺大叶的炎症　　　B. 肺泡的纤维蛋白性炎症　　　　C. 病变从肺泡开始

　　D. 肺肉质变　　　　　　　E. 肺的出血性炎

4. 对大叶性肺炎合并症描述错误是　　　　　　　　　　　　　　　　　　　　　　（　　）

　　A. 肺脓肿　　　　　　　　B. 肺褐色硬化　　　　　C. 败血症

　　D. 脓胸　　　　　　　　　E. 肺肉质变

5. 对小叶性肺炎病变描写错误的是　　　　　　　　　　　　　　　　　　　　　　（　　）

　　A. 病变起始于肺泡　　　　　　　　B. 病变起始于细支气管

　　C. 以细支气管为中心的化脓性炎症　　　D. 病灶大小不等，直径多在 $0.5\sim1.0cm$

　　E. 病灶中央常见发炎的细支气管

6. 不符合大叶性肺炎灰色肝样变期的形态特点的是　　　　　　　　　　　　　　　（　　）

　　A. 病变肺叶仍肿胀　　　B. 切面呈颗粒状　　　　　C. 肺泡壁毛细血管扩张充血

　　D. 肺泡腔内充满大量嗜中性粒细胞和纤维蛋白性渗出物

　　E. 胸膜表面可有纤维蛋白性渗出物

7. 与肺肉质变关系最密切的因素是　　　　　　　　　　　　　　　　　　　　　　（　　）

　　A. 肺泡腔内有大量红细胞　　B. 细菌毒力过强　　　　C. 单核细胞渗出过多

　　D. 病程太长　　　　　　　E. 嗜中性粒细胞渗出过少

8. 中央型肺癌在组织学上多为　　　　　　　　　　　　　　　　　　　　　　　　（　　）

　　A. 鳞癌　　　　　　　　　B. 小细胞未分化癌　　　　C. 类癌

　　D. 腺癌　　　　　　　　　E. 大细胞未分化癌

9. 大叶性肺炎时患者咳铁锈色痰是由于　　　　　　　　　　　　　　　　　　　　（　　）

　　A. 渗出的纤维蛋白被溶解　　　　B. 肺泡壁血管严重充血

　　C. 肺泡腔内粉红色浆液渗出　　　D. 渗出物中的细菌产生有色物质

　　E. 渗出的红细胞破坏、崩解，血红蛋白变性

10. 肺癌最常见的组织学分类是　　　　　　　　　　　　　　　　　　　　　　　　（　　）

　　A. 鳞状细胞癌　　　　　　B. 腺癌　　　　　　　　C. 大细胞癌

　　D. 小细胞癌　　　　　　　E. 燕麦细胞癌

11. 下列哪种组织学类型的肺癌在女性中多见　　　　　　　　　　　　　（　　）

    A. 鳞状细胞癌　　　　　　B. 腺癌　　　　　　　　C. 大细胞癌

    D. 小细胞癌　　　　　　　E. 燕麦细胞癌

12. 肺癌的淋巴道转移最早的部位是　　　　　　　　　　　　　　　　　（　　）

    A. 纵隔淋巴结　　　　　　B. 颈部淋巴结　　　　　C. 锁骨上淋巴结

    D. 支气管肺门淋巴结　　　E. 腋窝淋巴结

13. 对肺心病病变描述错误的是　　　　　　　　　　　　　　　　　　　（　　）

    A. 心尖钝圆、肥厚,主由右心室构成　　　　　B. 肺动脉圆锥隆膨

    C. 心脏横径增大,形成横位心　　　　　　　　D. 左心室向心性肥大

    E. 右心室内乳头肌和肉柱显著增粗

14. 大叶性肺炎患者出现明显发绀等缺氧症状时,提示病变处于何期　　（　　）

    A. 充血水肿期　　　　　　B. 红色肝样变期　　　　C. 灰色肝样变期

    D. 溶解消解期　　　　　　E. 合并肺肉质变时

15. 小叶性肺炎的病变部位主要在　　　　　　　　　　　　　　　　　　（　　）

    A. 两肺上叶背侧　　　　　B. 两肺下叶背侧　　　　C. 两肺尖部

    D. 两肺上叶下部　　　　　E. 两肺上中叶

16. 下列哪种情况可造成阻塞性通气障碍　　　　　　　　　　　　　　　（　　）

    A. 肺水肿　　　　　　　　B. 肺叶切除　　　　　　C. 肺不张

    D. 肺实变　　　　　　　　E. 支气管哮喘

17. 大叶性肺炎灰色肝样变期肺泡腔内的主要渗出物是　　　　　　　　（　　）

    A. 浆液为主　　　　　　　B. 红细胞为主　　　　　C. 浆液、红细胞为主

    D. 红细胞、纤维蛋白为主　E. 纤维蛋白、中性粒细胞为主

18. 胸膜增厚与粘连可导致　　　　　　　　　　　　　　　　　　　　　（　　）

    A. 通气动力减弱　　　　　B. 无效腔样通气　　　　C. 肺组织顺应性降低

    D. 弥散障碍　　　　　　　E. 阻塞性通气障碍

19. 男性 30 岁,肠梗阻手术后第三天出现咳嗽、咳痰、发热、呼吸困难、双下肺听到湿性
啰音,可能性最大的是　　　　　　　　　　　　　　　　　　　　　　　（　　）

    A. 大叶性肺炎　　　　　　B. 小叶性肺炎　　　　　C. 干酪样肺炎

    D. 病毒性肺炎　　　　　　E. 支原体肺炎

20. 间质性肺炎常见的病原体是　　　　　　　　　　　　　　　　　　　（　　）

    A. 肺炎链球菌和肺炎杆菌　B. 肺吸虫　　　　　　　C. 立克次体和螺旋体

    D. 衣原体　　　　　　　　E. 支原体和病毒

B 型题

    A. 支气管壁因炎症遭受破坏

    B. 肺组织高度纤维化

    C. 支气管黏液腺肥大增生,黏膜上皮杯状细胞增多

    D. 细支气管炎及周围炎

    E. 细支气管壁及肺泡间隔弹力纤维支架破坏和支气管不完全阻塞

21. 慢性阻塞性肺气肿　　　　　　　　　　　　　　　　　　　　　　　（　　）

22. 硅肺引起肺源性心脏病的原因　　　　　　　　　　　　　　　　　（　　）

    A. 肺气肿　　　　　　　　B. 支气管扩张症　　　　　　　C. 肺源性心脏病

    D. 肺肉质变　　　　　　　E. 支原体肺炎

23. 肺泡内纤维蛋白性渗出物机化　　　　　　　　　　　　　　　　　（　　）

24. 主要位于支气管细支气管壁、肺泡壁及小叶间隔的炎症　　　　（　　）

25. 肺内支气管因炎症破坏而呈持久扩张状态　　　　　　　　　　　（　　）

26. 以末梢肺组织含气过多和膨大为特征　　　　　　　　　　　　　（　　）

27. 以肺动脉高压引起右心室肥大为特征　　　　　　　　　　　　　（　　）

    A. 白色泡沫状黏痰　　　　B. 铁锈色痰　　　　　　　　　C. 黏液脓性痰

    D. 干咳或咯血　　　　　　E. 大量脓痰、反复咯血

28. 小叶性肺炎　　　　　　　　　　　　　　　　　　　　　　　　　（　　）

29. 肺癌　　　　　　　　　　　　　　　　　　　　　　　　　　　　（　　）

30. 大叶性肺炎　　　　　　　　　　　　　　　　　　　　　　　　　（　　）

实验八 消化系统疾病

【实验目的】

1.掌握慢性胃溃疡的病变特点及其并发症,能从病理变化的角度识别慢性胃溃疡与癌性胃溃疡的特点;

2.掌握肝硬化的病变特点;

3.熟悉或了解消化系统其他疾病的病变特点。

【实验内容】

(一)大体标本

1.慢性胃溃疡

观察手术切除的胃。标本沿胃大弯剪开后,中部为胃小弯,边缘为胃大弯。胃小弯近幽门处黏膜面有一个圆形或椭圆形溃疡,直径为 1～2cm,边缘整齐,溃疡周边黏膜皱襞常呈放射状排列,溃疡切面呈漏斗状,肌层被破坏而中断,代之以灰白色的纤维疤痕组织(图 8-1)。

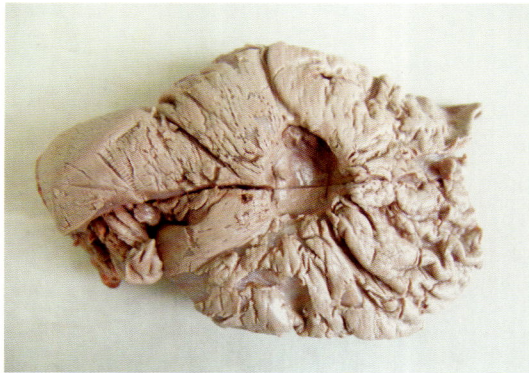

图 8-1 慢性胃溃疡

2.慢性胃溃疡伴穿孔

胃小弯近幽门部有一直径 3cm 大的缺损,深达全层伴穿孔,浆膜面可见穿孔,周围有炎性物质渗出(图 8-2、图 8-3)。

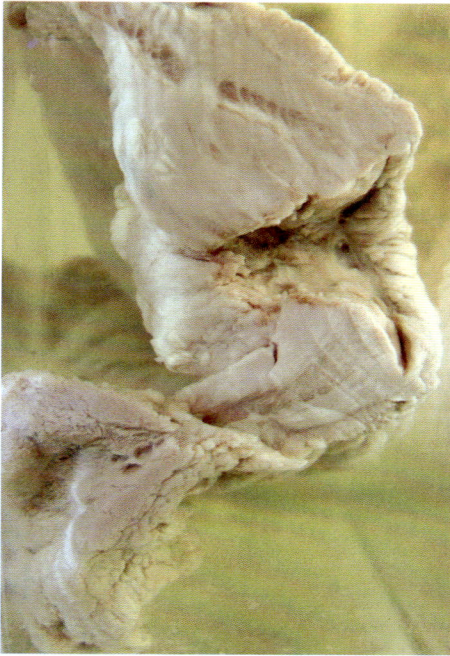

图 8-2　慢性胃溃疡伴穿孔(一)

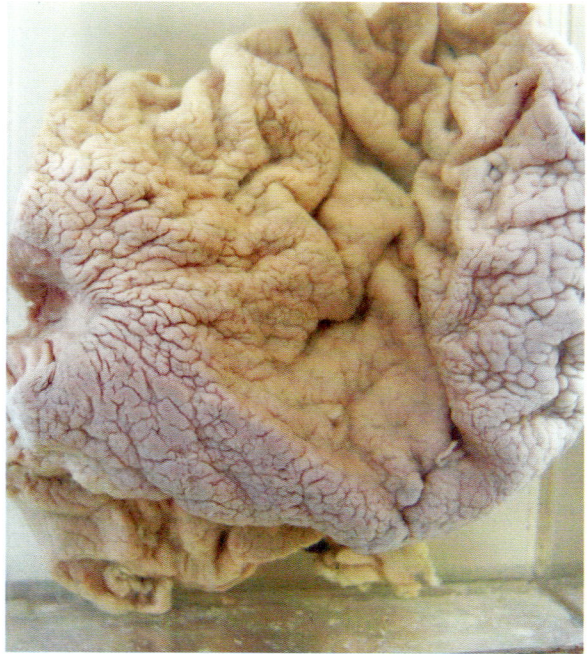

图 8-3　慢性胃溃疡伴穿孔(二)

3.慢性胃溃疡癌变

胃小弯近幽门部可见一较深溃疡,大小为 2cm×6cm,溃疡一侧黏膜皱襞呈放射状排列,另一侧黏膜皱襞消失,局部隆起,溃疡底部略凸凹不平(图 8-4)(为什么?＿＿＿＿＿＿)。

4.溃疡型胃癌

请肉眼观察图 8-5、图 8-6、图 8-7,比较良性胃溃疡与恶性胃溃疡,并将观察结果填入表8-1。

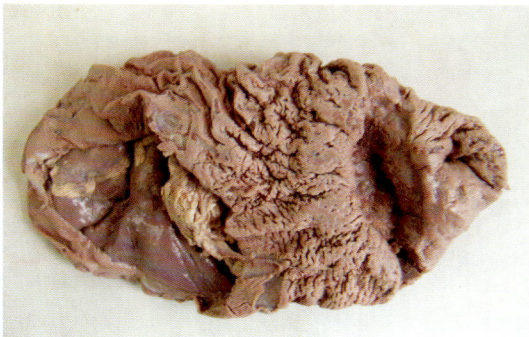

图 8-4　慢性胃溃疡癌变

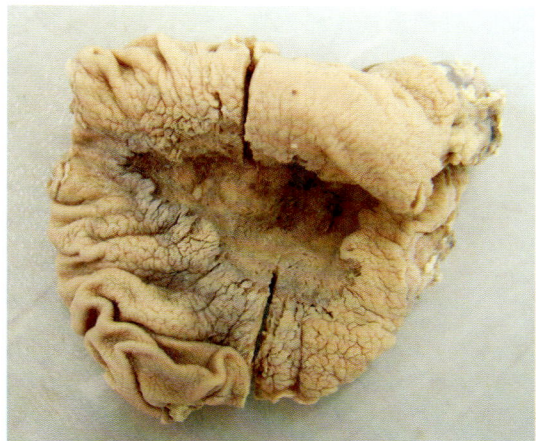

图 8-5　溃疡型胃癌

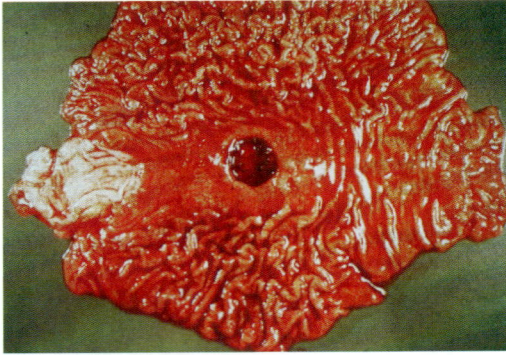

图 8-6　良性溃疡型胃癌

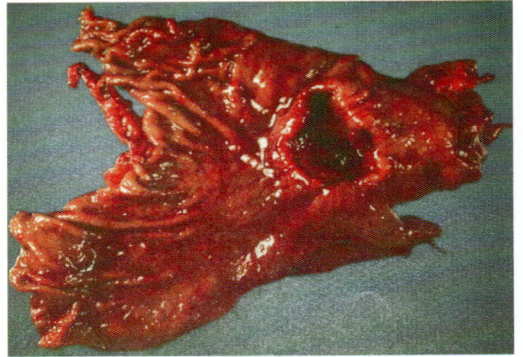

图 8-7　恶性溃疡型胃癌

表 8-1　良、恶性溃疡型胃癌的肉眼鉴别

项目	良性溃疡型胃癌	恶性溃疡型胃癌
外形		
大小		
深度		
边缘		
底部		
周围黏膜皱襞		

5.门脉性肝硬化

注意肝之表面是否平滑。切面与正常肝有何不同？肝体积_____,重量_____,质地_____。由图 8-8、图 8-9 可知,门静脉最大的特点是表面和切面呈_____状,肝表面不光滑,可见多数凸出于表面的、大小较为一致的半圆形结节,切面见多数弥漫性散在的圆形、椭圆形或不整形黄褐色小结节,直径多在数厘米,结节周围有纤细的灰白色纤维组织包绕。肝包膜增厚。此标本为门脉性肝硬化(小结节性肝硬化)。其镜下最大的病变特点是形成_____。

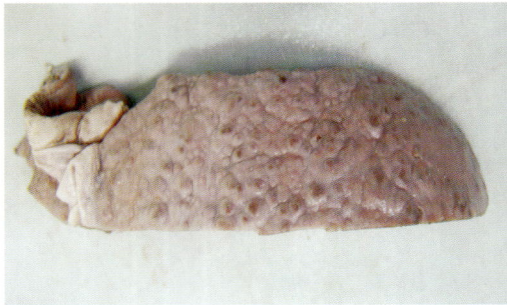

图 8-8　门脉性肝硬化表面

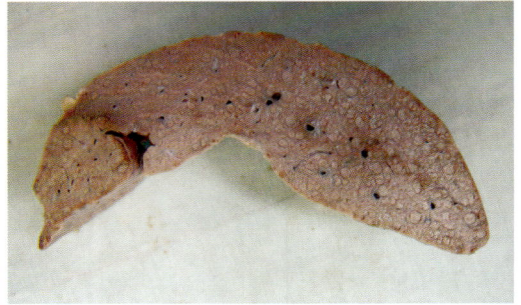

图 8-9　门脉性肝硬化切面

6.坏死后肝硬化

注意将门脉性肝硬化与坏死后肝硬化进行比较。可见表面及切面的结节大小相差悬殊，大者直径 1.2cm，小者直径 0.1cm，结节间纤维间隔较宽（图 8-10）。

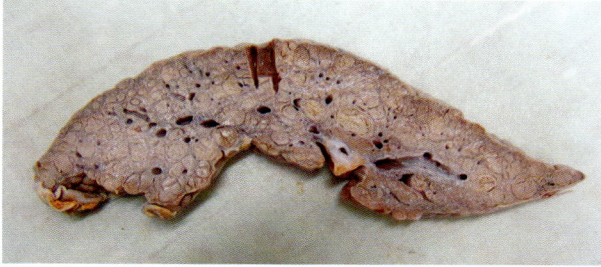

图 8-10　坏死后肝硬化

7.胆汁性肝硬化

如图 8-11 所示，肝体积厚度缩小，表面及切面呈细颗粒状，硬度中等。淤胆明显，呈褐绿色。

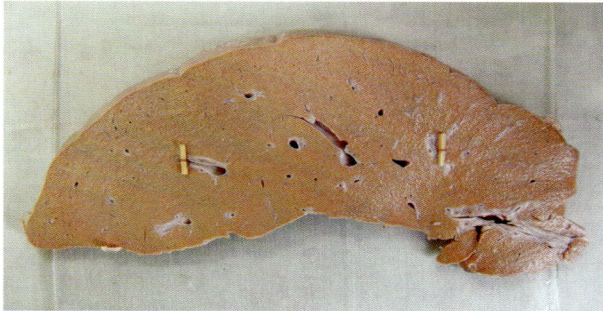

图 8-11　胆汁性肝硬化

8.阑尾炎（图 8-12）

（1）正常阑尾。

（2）急性单纯性阑尾炎：阑尾轻度肿胀，浆膜面血管轻度扩张充血，其腔内见有少量炎性渗出物。

（3）急性蜂窝织性阑尾炎：阑尾肿胀变粗，浆膜面血管充血明显，表面污秽无光泽，附有一层灰色之脓性渗出物。其腔内充满脓性渗出物（剖后腔内脓液已流失）。

（4）急性坏疽性阑尾炎：大部分呈暗黑色，表面有多量渗出物附着，使阑尾呈污秽状而无光泽，坏疽处组织质脆，易致穿孔。

9.息肉型胃癌

息肉型肿瘤位于胃窦部，呈息肉状凸入胃腔，大小约 3.0cm×2.0cm×1.5cm。癌组织灰白色，质脆，切面见癌组织侵犯胃壁全层（图 8-13）。

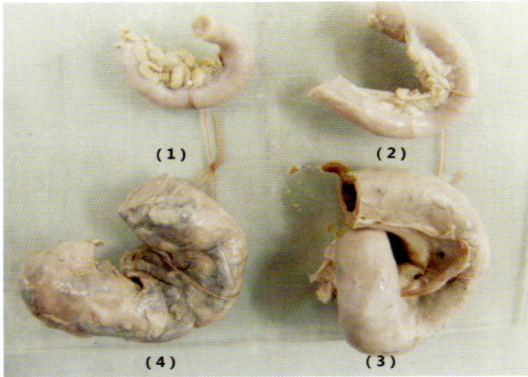

图 8-12　正常阑尾及阑尾炎

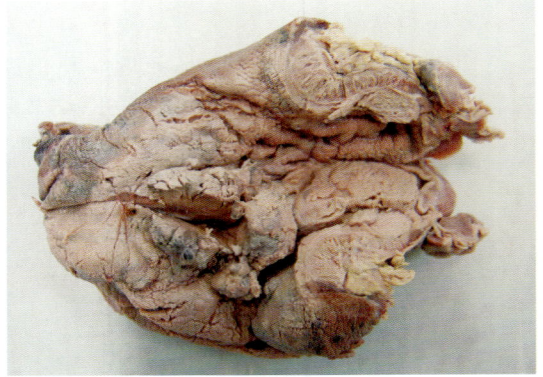

图 8-13　息肉型胃癌

10. 弥漫浸润型胃癌

胃壁明显增厚变硬,癌组织弥漫浸润于胃壁各层。胃黏膜皱襞消失,胃腔缩小,状似皮革制成的囊袋,故又称革囊胃(图 8-14)。

11. 原发性肝癌

肝体积明显增大、重量增加,肝脏表面凹凸不平,切面有多个灰黄色圆形或椭圆形的癌结节,小者为米粒或黄豆大,大者直径约为 3.5 cm,并见有出血、坏死(图 8-15)。请注意观察该肝脏是否还有其他病变存在? 试分析其与肝癌的关系。

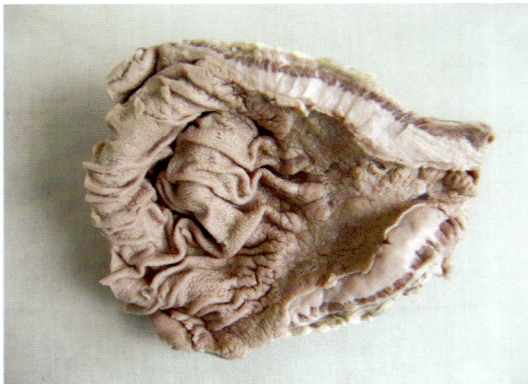

图 8-14　弥漫浸润型胃癌

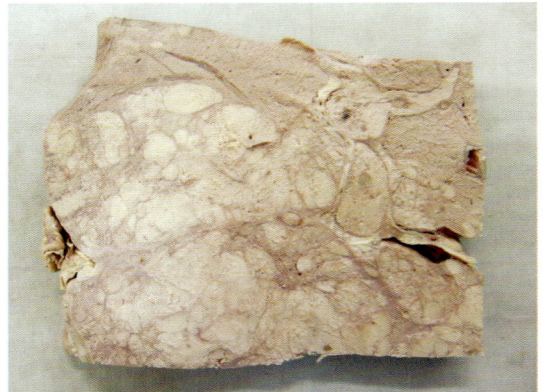

图 8-15　原发性肝癌

12. 食管癌

剖开之食管标本,可见灰白色的癌组织侵犯食管壁的全层及全周,癌组织坏死脱落而形成溃疡(图 8-16)。其溃疡的特点如何? 请同学们加以描述。

13. 结肠癌

如图 8-17 所示,右半结肠结肠癌,呈巨大的菜花状。

14. 直肠癌

直肠内见一直径约为 3.5 cm 的溃疡,其溃疡边缘明显隆起,底部不平坦,见有灰白色的坏死物(图 8-18)。

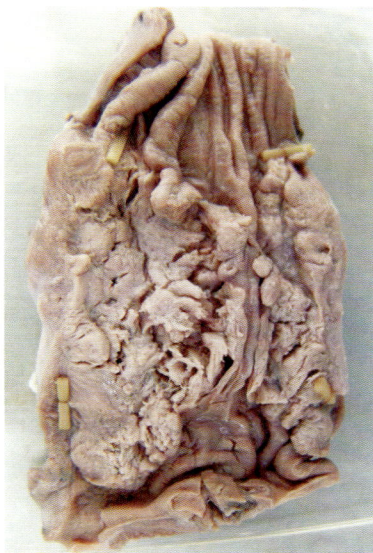

图 8-16　食管癌(溃疡型)

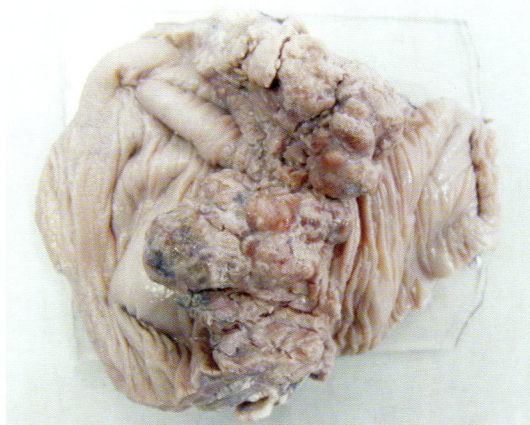

图 8-17　结肠癌

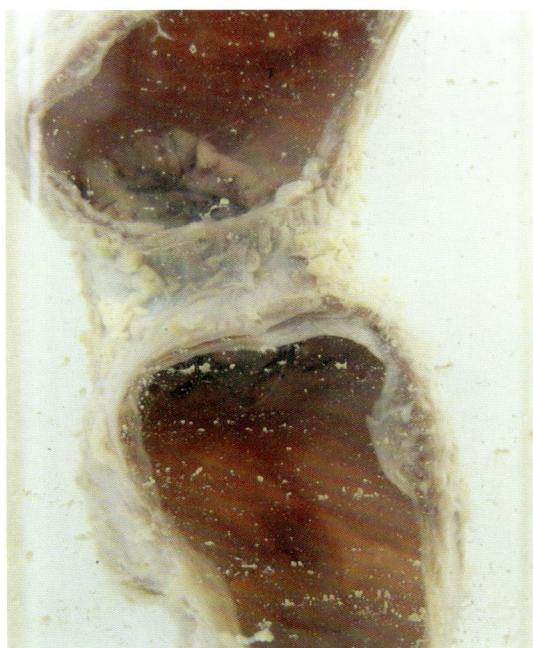

图 8-18　直肠癌

15.直肠癌及结肠多发性息肉

大体标本如图 8-19 所示。

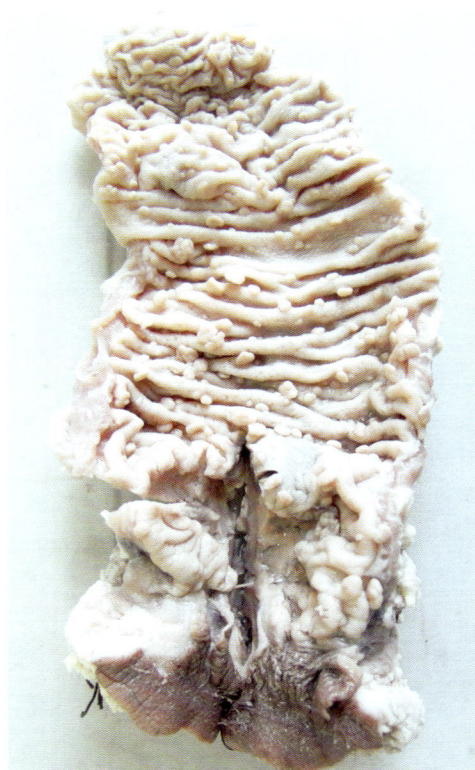

图 8-19　直肠癌及结肠多发性息肉

(二)切片标本

1. 观察图 8-20 后描述

肉眼观察:切片中央有缺损,即为溃疡部。低倍镜观察:溃疡表面为炎性渗出层,向下依次为坏死层、肉芽组织层、疤痕层(图 8-20)。高倍镜观察:详细观察上述各层改变,并注意观察肌层中小动脉有无改变。

请同学镜下观察胃溃疡,指明图中字母所代表的层级,并进行绘图和说明。

N: I:

G: S:

绘图及说明:

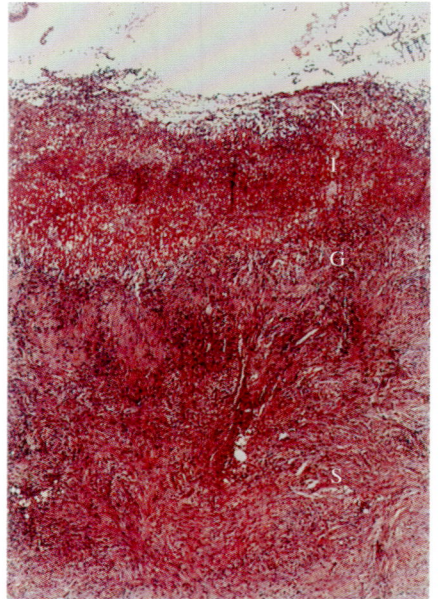

图 8-20

2. 观察图 8-21、图 8-22 所示切片后描述

肉眼观察:切片组织由大小不等的结节组成。低倍镜观察:如图 8-21 所示,正常肝小叶结构消失,代以大小不一、略呈圆形或类圆形的肝细胞团,其周围有纤维组织包绕,此即假小叶。假小叶内肝细胞大小不等,有的萎缩,有的近乎正常,有的体积增大。肝细胞索排列紊乱,中央静脉缺如、偏位或多个。假小叶周围的纤维结缔组织中可见新生的小胆管及慢性炎细胞浸润。高倍镜观察:再生之肝细胞体积增大,染色较深,可有双核(图 8-22)。请同学观察门脉性肝硬化的切片并进行绘图和说明。

绘图及说明:

病理诊断:

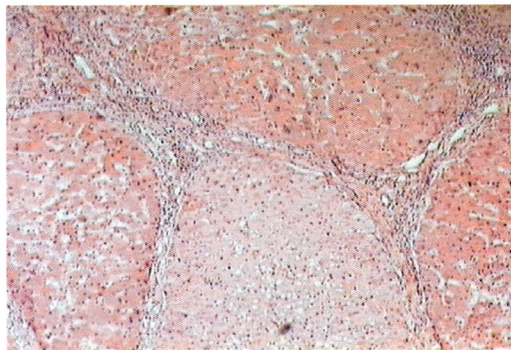

图 8-21

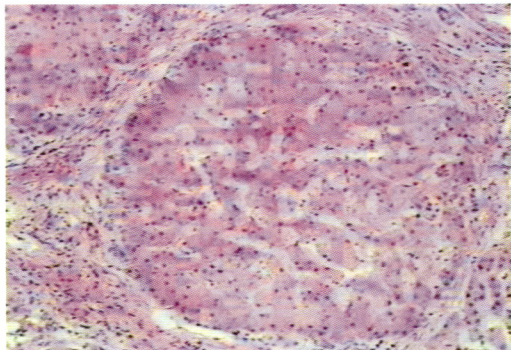

图 8-22

3.肝细胞性肝癌

肝细胞多边形,核大深染,异型明显,病理性核分裂多见,胞浆丰富。癌组织排列呈条索状或团块状,血管及血窦丰富(图 8-23、图 8-24)。

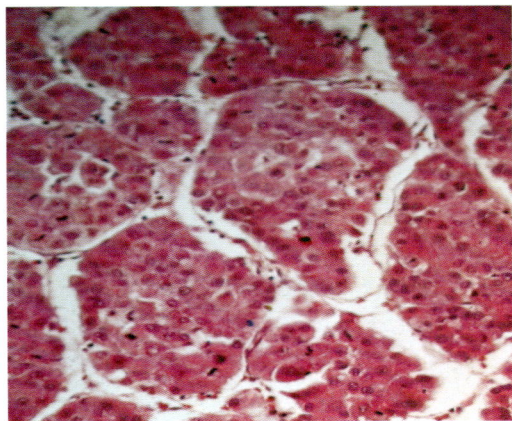

图 8-23 肝细胞性肝癌(癌巢团块状)

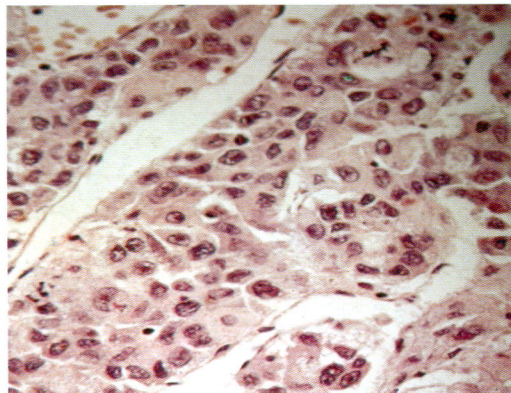

图 8-24 肝细胞性肝癌(癌巢条索状)

4.急性化脓性阑尾炎

如图 8-25、图 8-26、图 8-27、图 8-28 所示,阑尾腔内有大量炎性坏死物,黏膜层大多坏死脱落,其壁各层均有充血、水肿和大量中性粒细胞弥漫浸润。特别观察阑尾壁肌层中性粒细胞浸润的情况,观察中性粒细胞的形态。

【病例讨论】

患者,男性,64 岁。

主诉:发现肝大十年余,不规则发热,腹部胀痛伴食欲减退两月余。

现病史:两个月前开始不规则发热,腹胀,四肢浮肿,恶心、厌食、乏力,近日来咳嗽,气急加重,大便潜血试验阳性,尿量逐渐减少。

过去史:十年前发现肝大、肋下 3.5cm,经常乏力,肝区疼痛,食欲不佳,有时两眼发黄,肝功能检查 ALT(谷丙转氨酶)增高,偶达 400 单位以上,休息及护肝疗法以后好转,经常如

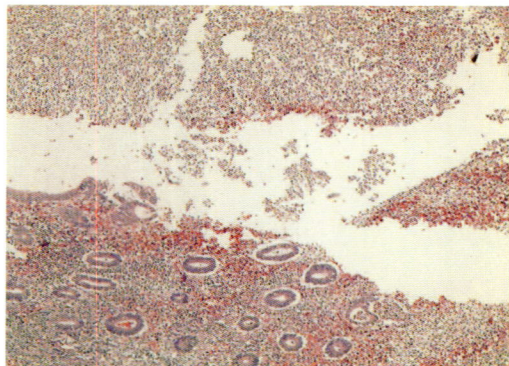

图 8-25　急性化脓性阑尾炎(低倍镜下)

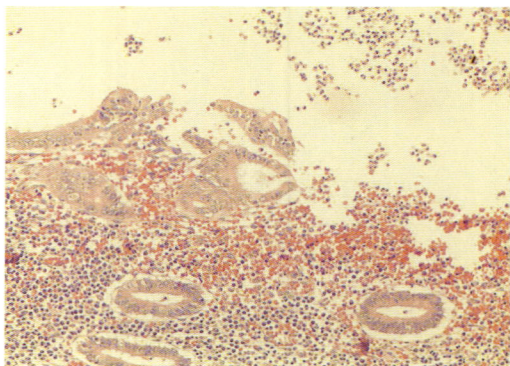

图 8-26　急性化脓性阑尾炎(中倍镜下)

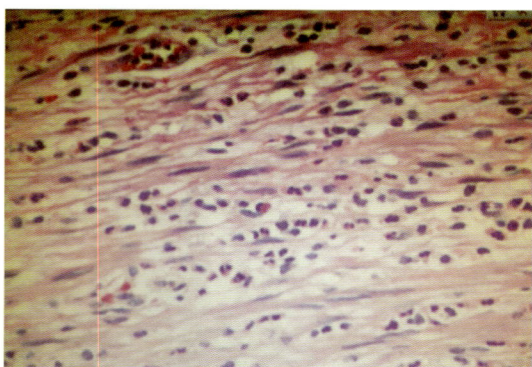

图 8-27　急性化脓性阑尾炎肌层中性粒细胞浸润
(中倍镜下)

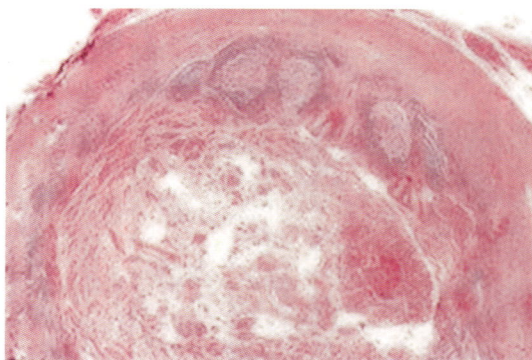

图 8-28　急性化脓性阑尾炎阑尾壁各层

此反复发作。

体检:脸面灰暗,明显消瘦,腹部膨胀,脐凹消失,腹壁静脉怒张,两眼巩膜黄染。在左锁骨上窝可扪及黄豆至蚕豆大的淋巴结数颗,质较硬。肝于肋缘下 5cm,脾于肋缘下 3cm、两下肢呈凹陷性水肿。

X 线:两肺有多数散在圆形病灶,境界较清楚。

化验室检查:ALT160 单位,总蛋白 58g/L,白蛋白 1.9g/L,球蛋白 3.9g/L,A∶G=1∶2。

住院经过:入院后经护肝及一般支持疗法、中西医疗法治疗,病情曾有短暂好转,但以后出现进行性恶化,左锁骨上淋巴结增大如鸡蛋,腹部膨隆日甚,肝脾不能触及,血压下降,体温不升,呈明显的恶病质,并吐出多量咖啡色液体,最后经强心、吸氧等急救措施无效,心跳呼吸停止而死亡。

正常值:总蛋白,60~85g/L;白蛋白,35~50g/L;球蛋白,22~35g/L。

ALT:1~40 单位。

尸体解剖所见如下。

全身消瘦,两眼巩膜黄染,左锁骨上窝有拳头大肿块,切面有多个圆形结节触合而成,腹部膨隆,两下肢浮肿,压之有凹陷。腹腔内有草绿色液体约 1250mL,大网膜、肠系膜及壁腹膜上有较多绿豆至黄豆大小灰黄色结节。胃后胰腺有一直径约为 16cm 的肿块,质坚固定。

肝:重 1880g,大小为 26.0cm×17.5cm×9.0cm,表面及切面布满黄豆大小结节,其中并见多个灰黄色结节,大者 11.0cm×9.0cm×8.5cm,肝质地坚硬,切之有一定阻力。切面见结节周围绕以薄层结缔组织,上述大结节中央发生出血、坏死,质地松脆。

胰腺周围有多个直径为 0.5～3.5cm 的灰黄色结节,并向胰头及十二指肠侵犯。

食道下端静脉曲张,有破裂口,胃及十二指肠内见多量咖啡色内容物。

两肺呈褐色,表面及切面散布多个灰白兼灰黄色、黄豆至核桃大小的圆形结节,以右肺下叶结节较大,结节中央已坏死液化。

显微镜检查如下。

肝:正常肝小叶结构消失,可觅多数再生的肝细胞结节,肝索排列紊乱,中央静脉缺如或偏位。部分肝细胞内出现圆形空泡,核被挤到一边,肝窦扩张淤血。对眼观呈灰黄色及巨大结节进行切片检查,可见该结节有多数细胞巢呈索条状或片块状,细胞大小不一,核大深染,核仁明显可见核分裂象多核巨细胞。汇管区静脉内可见此种细胞集团栓塞。

胰腺、肾上腺、肺、肾、脾、十二指肠、大网膜及左锁骨上淋巴结均见与肝脏灰黄色结节或巨大结节内所见相似的细胞团块。

讨论题:

1.根据临床资料及病理检查所见,做出本例诊断(说明理由及依据)。

2.如何用所学的病理知识解释本病例的各种临床表现及化验室检查?

3.本病例各病变之间的关系及其发生发展过程如何?

【单项选择题】

A 型题

1.下列属于急性重症型病毒性肝炎病理变化特点的是　　　　　　　　　　　　　　　(　　)
　　A.碎片状坏死　　　　　　　　B.广泛坏死　　　　　　　　C.广泛变性及点状坏死
　　D.桥接坏死　　　　　　　　　E.嗜酸性变和形成嗜酸性小体

2.门脉性肝硬化典型的病理改变是　　　　　　　　　　　　　　　　　　　　　　　(　　)
　　A.肝细胞变性坏死　　　　　　B.结缔组织增生　　　　　　C.肝内血管网改建
　　D.正常肝小叶结构破坏　　　　E.再生结节及假小叶形成

3.最符合胃溃疡的病理改变的是　　　　　　　　　　　　　　　　　　　　　　　　(　　)
　　A.多发生在胃小弯近贲门处　　B.直径在 2cm 以上　　　　C.边缘隆起不整齐
　　D.底部凹凸不平　　　　　　　E.周围黏膜皱襞向溃疡集中

4.急性病毒性肝炎(普通型)的病理特点是 （　）

　　A.肝细胞广泛坏死,变性轻微　　　　　　B.肝细胞广泛变性,坏死轻微

　　C.肝细胞广泛再生,变性较轻　　　　　　D.肝细胞广泛坏死,再生较轻

　　E.肝细胞变性、坏死、再生均广泛

5.消化性溃疡的并发症中最常见的是 （　）

　　A.急性穿孔　　　　　　B.幽门梗阻　　　　　　C.慢性穿孔

　　D.出血　　　　　　E.癌变

6.下列关于十二指肠溃疡的描述,错误的是 （　）

　　A.溃疡小而浅,直径多在 1cm 以内　　　　　　B.比胃溃疡癌变率高

　　C.好发于十二指肠球部　　　　　　D.溃疡较易愈合

　　E.较易穿孔

7.关于溃疡底部的结构,下列哪项不正确 （　）

　　A.渗出层　　　　　　B.坏死层　　　　　　C.肉芽肿层

　　D.瘢痕层　　　　　　E.肉芽组织层

8.下列肝硬化假小叶结构的描述,错误的是 （　）

　　A.假小叶呈圆形或椭圆形　　　　　　B.中央静脉缺如或偏位

　　C.肝细胞索从假小叶中心呈放射状排列　　D.假小叶内可见包裹进去的汇管区

　　E.假小叶被增生纤维组织包绕

9.碎片状坏死发生的部位是 （　）

　　A.肝小叶中央静脉　　　　　　B.肝小叶周边界板区　　　　　　C.肝小叶中间区

　　D.肾皮质区　　　　　　E.肾髓质区

10.一患者起病急,病情进展迅速,肝体积显著缩小,色黄,质地柔软,镜下肝细胞广泛

　　大片坏死,有多量单个核炎细胞浸润,应诊断为 （　）

　　A.急性普通性肝炎　　　　B.轻度慢性普通性肝炎　　　　C.中度慢性普通性肝炎

　　D.重度慢性普通性肝炎　　　　E.急性重型肝炎

11.既有肝细胞的大片坏死又有肝细胞的结节状再生的是下列哪型肝炎 （　）

　　A.轻度慢性肝炎　　　　　　B.急性重型　　　　　　C.亚急性重型

　　D.急性普通型　　　　　　E.中度慢性肝炎

12.与溃疡病的发生有密切关系的微生物是 （　）

　　A.黄曲霉菌　　　　　　B.溶血性链球菌　　　　　　C.大肠埃希菌

　　D.幽门螺杆菌　　　　　　E.金黄色葡萄球菌

13.溃疡病时溃疡底部增生性动脉内膜炎见于 （　）

　　A.渗出层　　　　　　B.坏死组织层　　　　　　C.肉芽组织层

　　D.瘢痕组织层　　　　　　E.以上各层均可见

14.下列哪项不是肝硬化门脉高压的表现 （　）

　　A.食管下段静脉曲张　　　B.蜘蛛痣、肝掌　　　　　　C.腹水

　　D.脾淤血、肿大　　　　E.胃、肠黏膜淤血

15.早期胃癌是指 （　）

　　A.癌组织仅限于黏膜层,未累及黏膜下层　　　　　　B.仅见于胃黏膜上皮的癌

C. 癌变仅累及黏膜浅层　　　　　　　　　　　D. 癌灶范围在 1cm 以内者

E 癌组织限于黏膜层及黏膜下层,未累及肌层

16. 病毒性肝炎的基本病变中,肝细胞最常见的变性是　　　　　　　　　　　(　　)

　　A. 细胞水肿　　　　　　B. 嗜酸性变　　　　　　C. 胆色素沉积

　　D. 脂肪变性　　　　　　E. 干酪样坏死

B 型题

　　A. 肝细胞广泛变性,胞质疏松化,气球样变,点状坏死

　　B. 肝组织由大小不等的圆形或椭圆形肝细胞结节代替,肝索排列紊乱,中央静脉位
置、数目异常,结节周围纤维增生

　　C. 肝组织呈现碎片坏死和桥接坏死,肝细胞再生活跃,纤维组织增生,肝组织遭分
割破坏

　　D. 肝脏缩小,质较硬,表面见大小不等结节,肝细胞大片坏死及结节状再生和纤维
增生

　　E. 肝脏缩小,重量减轻,质软,包膜皱缩,肝细胞大片坏死

17. 急性肝炎　　　　　　　　　　　　　　　　　　　　　　　　　(　　)

18. 慢性活动性肝炎　　　　　　　　　　　　　　　　　　　　　　(　　)

19. 急性重型肝炎　　　　　　　　　　　　　　　　　　　　　　　(　　)

20. 亚急性重型肝炎　　　　　　　　　　　　　　　　　　　　　　(　　)

21. 肝硬化　　　　　　　　　　　　　　　　　　　　　　　　　　(　　)

　　A. 单个癌结节或 2 个相邻癌结节之和的直径＜3cm

　　B. 单个癌结节或 2 个相邻癌结节之和的直径＞4cm

　　C. 癌组织生长浸润限于黏膜层或黏膜下层以内

　　D. 溃疡直径常在 2cm 以内,边缘整齐,不隆起

　　E. 溃疡直径常＞2cm,边缘不整齐,隆起

22. 胃溃疡　　　　　　　　　　　　　　　　　　　　　　　　　　(　　)

23. 溃疡型胃癌　　　　　　　　　　　　　　　　　　　　　　　　(　　)

24. 早期肝癌　　　　　　　　　　　　　　　　　　　　　　　　　(　　)

25. 早期胃癌　　　　　　　　　　　　　　　　　　　　　　　　　(　　)

实验九　泌尿系统疾病

【实验目的】

掌握泌尿系统主要疾病——急性肾小球肾炎、慢性肾小球肾炎、急性肾盂肾炎、慢性肾盂肾炎的病理变化特点及其病理临床联系。

【实验内容】

（一）大体标本

1.急性肾小球肾炎

肾体积增大，表面光滑，色较红。肾表面充血，可见散在粟粒状出血点（图9-1）。

切面皮质与髓质分界较清楚，皮质增厚，达1cm左右（正常约0.6cm），肾包膜易于剥离，肾实质充血明显（图9-2）。（此种病变称_____肾）。

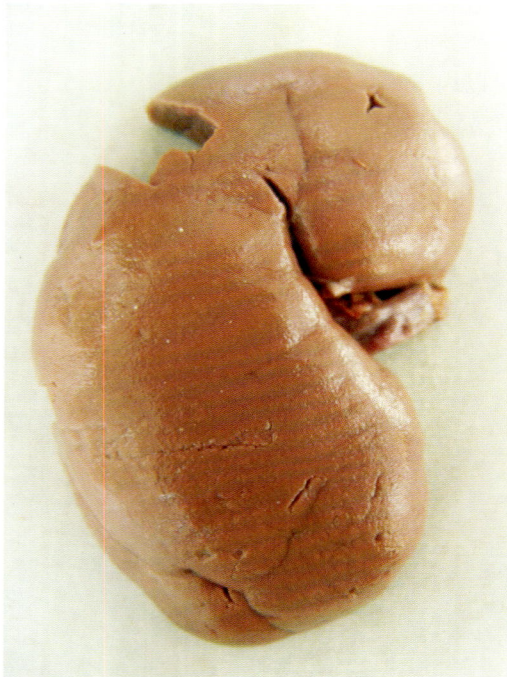

图9-1　急性肾小球肾炎表面

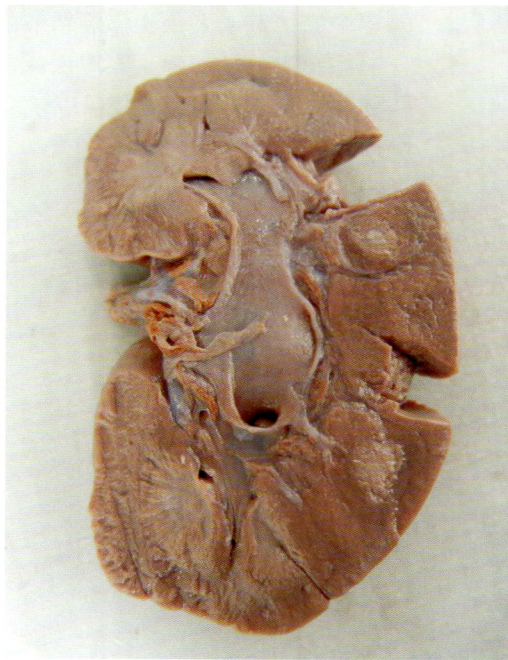

图9-2　急性肾小球肾炎切面

2. 快速进行性肾小球肾炎

肾体积明显肿大,颜色苍白,表面略粗糙不平,肾包膜有轻度粘连。切面皮质增厚,皮髓质分界不清,如大白肾(图9-3)。

3. 慢性肾炎晚期

此标本为成年人之肾脏。肾体积明显缩小,重量减轻,质地变更,表面呈细颗粒状。切面见肾皮质变薄。皮质与髓质分界不清,条纹模糊,剖检时肾包膜不易剥离(图9-4)。(此种病变称_____肾)。

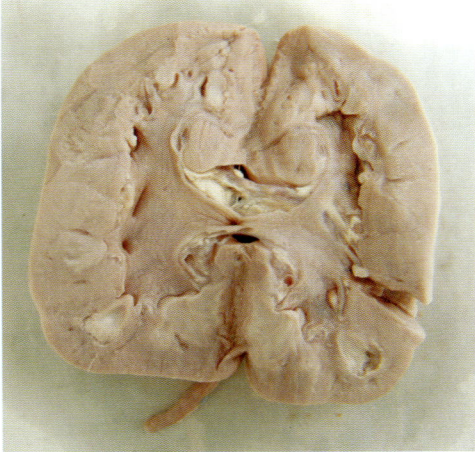

图9-3　大白肾

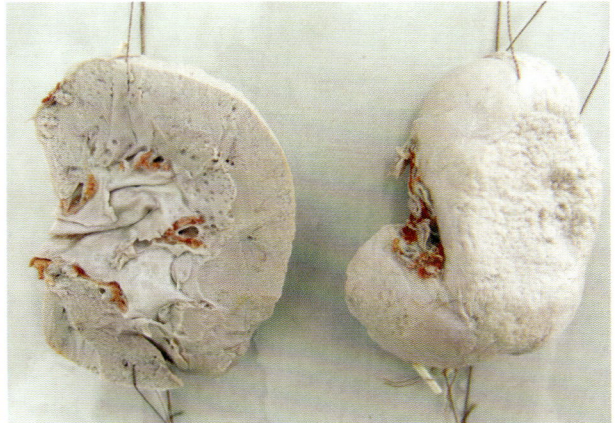

图9-4

4. 肾盂结石

肾脏体积_____,重量_____,表面_____。切面肾实质萎

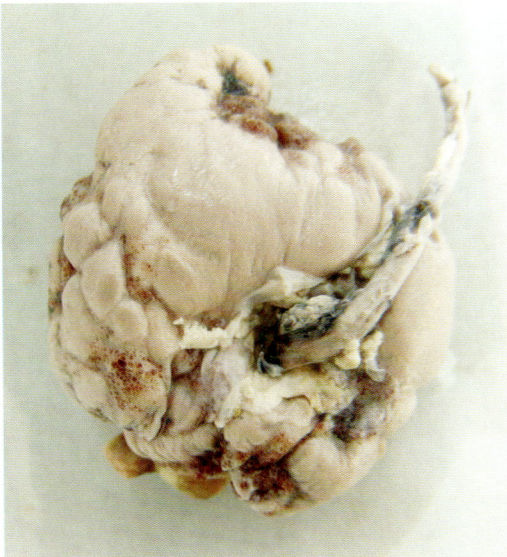

图9-5　肾盂结石表面

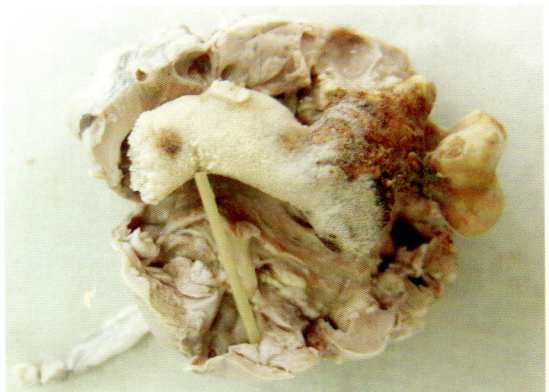

图9-6　肾盂结石切面

缩,尤以皮质变薄为著,皮质与髓质分界不清。肾盂黏膜粗糙增厚,肾盂中见一生姜样的结石形成(图9-5、图9-6)。试问该结石与肾脏病变有何联系?其肾脏泌尿功能如何?

病理诊断:

5.膀胱癌

膀胱一只,切开后见有5cm×5cm的灰白色癌组织,一侧突向膀胱腔,表面呈菜花状,另一侧浸润至膀胱肌层,癌组织与正常组织界限不清(图9-7)。

6.肾癌

肾脏上极可见单个圆形肿块,直径约7cm,切面病灶处癌组织被破坏,癌组织呈灰黄色,与周围组织分界清楚,癌灶中有处可见出血、坏死(图9-8、图9-9)。

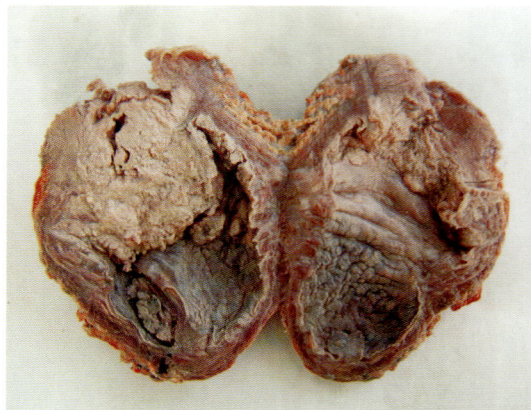

图9-7 膀胱癌

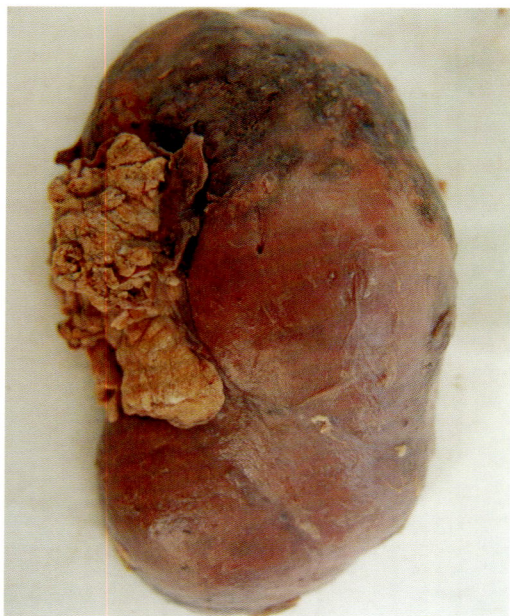

图9-8 肾癌表面

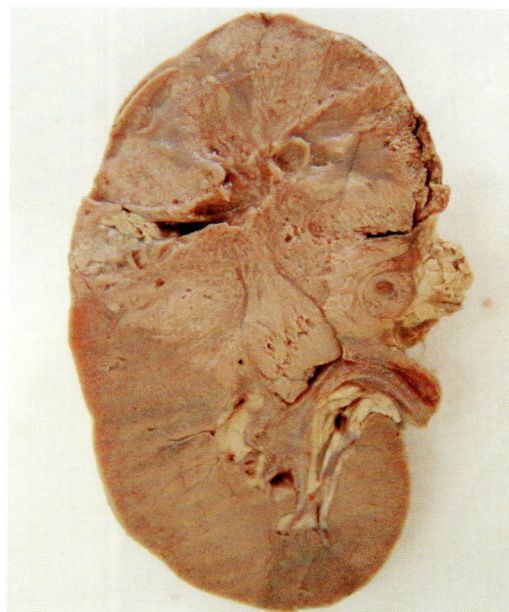

图9-9 肾癌切面

(二)切片标本

1.观察图 9-10、图 9-11 所示切片后描述

低倍镜观察:肾小球体积增大,肾小球内的细胞数目显著增多。肾小管上皮细胞肿胀,管腔内可见蛋白管型。间质小血管扩张充血。中倍镜下的切片如图 9-10 所示。高倍镜观察:肾小球内细胞数目增多,毛细血管腔狭窄或完全闭塞。肾小球毛细血管丛及球囊腔内有中性粒细胞浸润、纤维素渗出和红细胞漏出(图 9-11)。请同学观察镜下切片并进行绘图和说明。

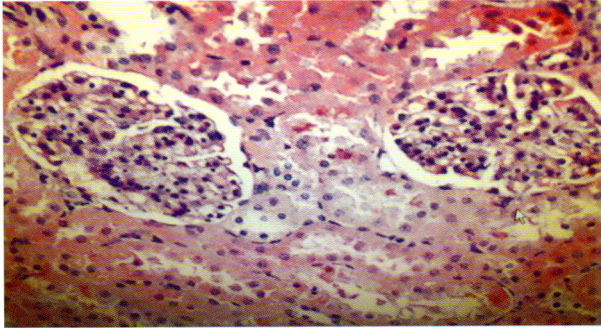

图 9-10

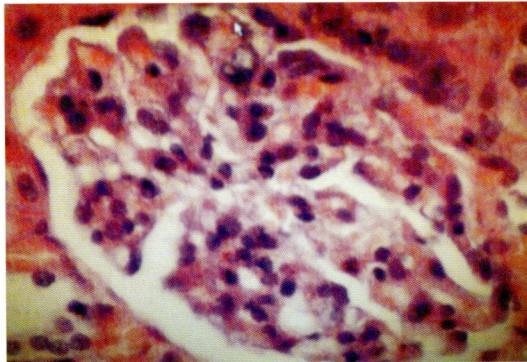

图 9-11

绘图及说明:

病理诊断:

2.快速进行性肾小球肾炎

快速进行性肾小球肾炎病理切片如图 9-12 所示。

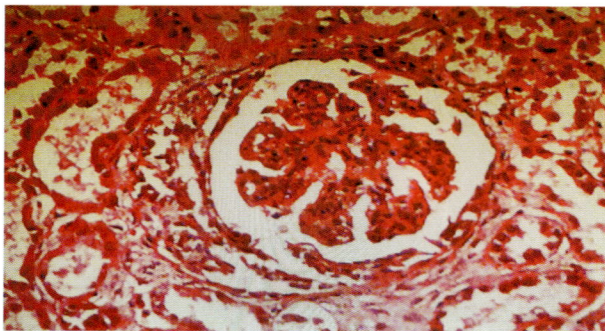

图 9-12　快速进行性肾小球肾炎

3.慢性肾小球肾炎

首先用低倍镜观看全片,然后着重观察肾皮质的各种变化。大部分肾小球体积缩小,毛细血管丛有不同程度的纤维化或玻璃样变性,甚至呈伊红色无结构之小球。病变附近肾小管萎缩甚至消失,使上述的肾小球排列相对集中。部分肾小球呈代偿性肥大,其所属的肾小管亦有扩张现象,间质纤维组织增生,有淋巴细胞浸润。部分小动脉壁轻度增厚,如图 9-13所示。高倍镜观察纤维化、玻璃样变的肾小球形态。请同学观察镜下切片并绘图。

绘图及说明:

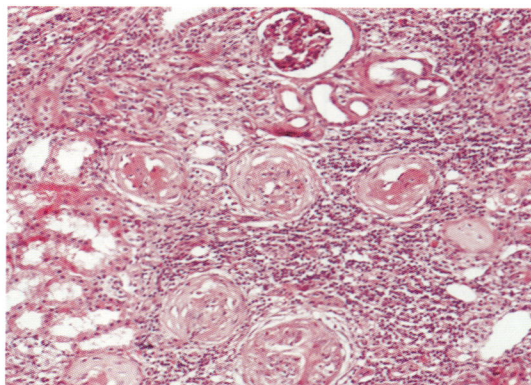

病理诊断:

图 9-13　慢性肾小球肾炎

4.急性肾盂肾炎

肾间质有大量中性粒细胞浸润,形成脓肿;部分肾小管内充满中性粒细胞,可形成中性粒细胞管型,上皮细胞变性、坏死;肾小球未受累(图 9-14)。

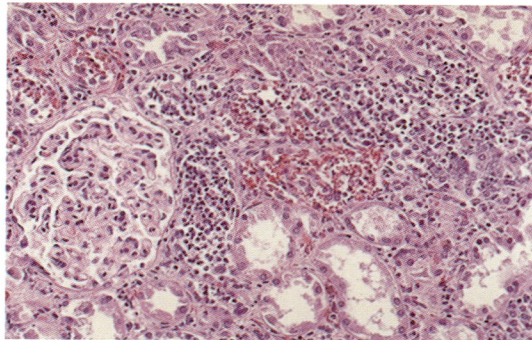

图 9-14　急性肾盂肾炎

5.慢性肾盂肾炎

肾间质大量纤维结缔组织增生及慢性炎细胞浸润，肾小管扩张，充满伊红色尿液，肾小囊壁层纤维化，部分肾小球玻璃样变性，肾小动脉管壁硬化，管腔狭窄（图9-15）。

6.肾透明细胞癌

如图9-16所示，癌细胞圆形，胞浆透亮，核小异型，染色深，位于中央，排列成片状和腺泡状结构。

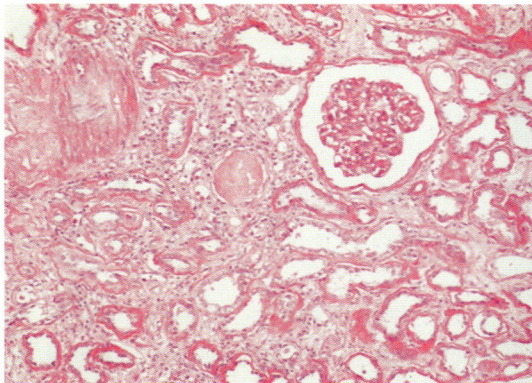

图9-15　慢性肾盂肾炎

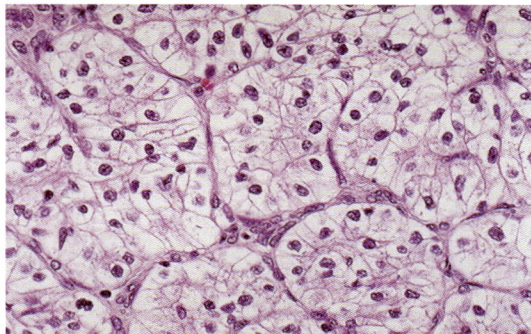

图9-16　肾透明细胞癌

【病例讨论】

患者，男性，43岁。

主诉：眼睑浮肿，头昏乏力已半年余。

现病史：半年前曾发热，全身酸痛，鼻塞流涕，数日不愈。半月后眼睑浮肿，头昏乏力，尿常规检查发现红细胞＋＋、白细胞＋、蛋白＋＋＋、颗粒管型＋。经中西医治疗，病情仍出。现反复，症状不断加重。血尿素氮（BUN）进行性增高，CO_2CP（二氧化碳结合力）则逐渐下降。40d前大便潜血试验阳性，继而出现柏油样便，近日来消化道出血加剧。患者三年前曾患有肝炎，ALT反复波动。

体检：贫血貌，脉搏130次/min，呼吸8次/min，深而长，体温38.2℃，血压145/96～169/108mmHg。

心：心音遥远，心前区可闻及心包摩擦音。

肺：两肺下叶可闻及湿性啰音，以背部为甚。

肝：肝平肋弓，脾肋下3.5cm。

肠：肠鸣音低或消失。

下肢：膝及跟腱反射消失，下肢明显肿胀。

化验：白细胞总数$15×10^{-9}$/L，其中中性粒细胞0.815、淋巴细胞0.18、单核细胞0.005、嗜酸性粒细胞0.01；红细胞总数$2.21×10^{-12}$/L，血红蛋白45g/L，血小板$111×10^9$/L。

尿化验：蛋白＋＋＋＋、颗粒管型＋＋、红细胞＋＋＋、白细胞＋＋、尿比重1.013。

大便：潜血试验＋＋＋＋。

肾功能检查:血尿素氮 83mg/L;CO_2 结合能力 20.5mmol/L。

正常值:白细胞总数 $4.0×10^{-9}$~$10.0×10^{-9}$/L,其中中性粒细胞 0.5~0.7、淋巴细胞 0.2~0.4、单核细胞 0.02~0.08、嗜酸性粒细胞 0.005~0.05。红细胞总数 $4.0×10^{-12}$~$5.5×10^{-12}$/L,血红蛋白 120~160g/L,血小板 $100×10^9$~$300×10^9$/L。血尿素氮 2.9~7.1mmol/L(8.0~20mg/L);CO_2 结合能力,22~29mmol/L。

X 线检查:两肺下叶见散在不规则阴影。

尸体解剖主要发现:

腹部膨隆,腹围 70cm,腹腔内见淡黄色澄清液体约 2000mL,两侧胸腔内积液约 130mL。

肾:两侧肾脏体积缩小,表面有细颗粒状外观,包膜不易剥离,切面皮质变薄,皮质与髓质分界不清。

镜检:部分肾小球纤维化,玻璃样变性,所属的肾小管萎缩变细甚至消失。部分肾小球体积增大,所属的肾小管扩张,有的管腔中见蛋白管型,间质中有多量纤维结缔组织增生。多量淋巴细胞浸润。

肝:肝重 1050g,表面呈颗粒状半球形隆起,质地变硬。切面可见多数结节,直径约 0.5cm,结节间见结缔组织包绕。镜检:大部分肝组织形成大小不等的假小叶,肝细胞索排列紊乱,不呈放射状排列,中央静脉偏位或缺如,肝细胞轻度水肿,假小叶间纤维结缔组织包绕及小胆管增生,多量淋巴细胞及少量大单核细胞浸润。

讨论题:

1.请根据上述资料做出病理诊断。

2.分析其诊断依据。

3.本病例各主要病变及临床表现之间有何联系?

【单项选择题】

A 型题

1.肾体积缩小、质地变硬、表面有较大、不规则的凹陷瘢痕,应诊断为　　　　　　　　　　　(　　)

　　A.慢性肾小球性肾炎　　　　B.高血压肾病　　　　　　　　C.慢性肾盂肾炎

　　D.急进性肾小球肾炎　　　　E.膜性肾小球性肾炎

2.弥漫性毛细血管内增生性肾小球肾炎最主要的病变是　　　　　　　　　　　　　　　　(　　)

　　A.肾小球毛细血管扩张充血及血栓形成　　　B.毛细血管壁纤维素样坏死

　　C.中性粒细胞浸润及肾球囊上皮细胞增生　　D.毛细血管内血栓形成及基底膜增厚

　　E.毛细血管内皮细胞及系膜细胞增生

3.肾小球囊壁层上皮细胞增生见于哪类肾小球疾病　　　　　　　　　　（　　）

　　A.新月体肾炎　　　　　　B.急性肾炎　　　　　　　　C.膜性肾病

　　D.膜增生性肾小球肾炎　　E.肾病综合征

4.弥漫性膜性增生性肾小球肾炎时,增生细胞主要是　　　　　　　　　　（　　）

　　A.肾小球脏层细胞和中性粒细胞　　　　　　　　B.肾小球系膜细胞

　　C.肾小球系膜细胞和基质

　　D.肾小球毛细血管基底膜增厚和系膜细胞增生

　　E.肾小球壁层细胞和系膜细胞

5.弥漫性硬化性肾小球肾炎,肾脏表现为　　　　　　　　　　　　　　　（　　）

　　A.大红肾　　　　　　　　B.颗粒性固缩肾　　　　　　C.蚤咬肾

　　D.大白肾　　　　　　　　E.水肿肾

6.快速进行性肾小球肾炎的病理学特征是　　　　　　　　　　　　　　（　　）

　　A.中性粒细胞渗出于肾球囊内　　　　B.肾球囊壁层上皮细胞增生

　　C.肾球囊脏层上皮细胞增生　　　　　D.毛细血管纤维素样坏死

　　E.毛细血管基底膜增厚

7.膜性肾小球肾炎的病变特点是　　　　　　　　　　　　　　　　　　（　　）

　　A.毛细血管基底膜增厚,通透性降低　　B.毛细血管基底膜增厚,通透性增加

　　C.毛细血管基底膜增厚呈车轨状　　　　D.系膜增生,毛细血管基底膜增厚

　　E.毛细血管基底膜变薄、断裂

8.肾盂肾炎最主要的感染途径是　　　　　　　　　　　　　　　　　　（　　）

　　A.上行性感染　　　　　　B.血源性感染　　　　　　　C.邻近器官炎症的蔓延

　　D.医源性感染　　　　　　E.多途径感染

9.急性肾盂肾炎的主要病变特点是　　　　　　　　　　　　　　　　　（　　）

　　A.单发性肾脓肿　　　　　　　　　　B.不累及肾小球、肾小管的化脓性炎症

　　C.以肾间质和肾小管为主的化脓性炎症　D.以肾盂为主的非化脓性炎症

　　E.以肾间质为主的非化脓性炎症

10.关于慢性肾盂肾炎的叙述,下列哪项是错误的　　　　　　　　　　　（　　）

　　A.肉眼观为颗粒性固缩肾　　　　　　　B.肾脏出现不规则的瘢痕

　　C.小血管可有玻璃样变　　　　　　　　D.肾小球可发生纤维化

　　E.有肾小管功能障碍

11.肾细胞癌最常发生于　　　　　　　　　　　　　　　　　　　　　　（　　）

　　A.肾的任何部位　　　　　B.肾上极　　　　　　　　　C.肾中部

　　D.肾下极　　　　　　　　E.肾门

12.引起儿童肾病综合征的最常见的肾小球肾炎是　　　　　　　　　　　（　　）

　　A.膜性增生性肾小球肾炎　B.膜性肾小球肾炎　　　　　C.快速进行性肾小球肾炎

　　D.慢性肾小球肾炎　　　　E.轻微病变性肾小球肾炎

13.引起肾脏体积明显缩小的病变是　　　　　　　　　　　　　　　　　（　　）

　　A.肾细胞癌　　　　　　　B.肾结核　　　　　　　　　C.肾脓肿

　　D.急性肾盂肾炎　　　　　E.慢性肾小球肾炎

14.引起肾盂肾炎最主要的病原菌是 （ ）
　　A.链球菌　　　　　　B.葡萄球菌　　　　　　C.绿脓杆菌
　　D.大肠杆菌　　　　　E.副大肠杆菌
15.膀胱癌最常见的组织学类型是 （ ）
　　A.移行细胞癌　　　　B.鳞状细胞癌　　　　　C.腺癌
　　D.基底细胞癌　　　　E.混合型

B 型题
　　A.膜性肾小球肾炎　　　　　　　　　　B.快速进行性肾小球肾炎
　　C.急性弥漫性增生性肾小球肾炎　　　　D.系膜增生性肾小球肾炎
　　E.轻微病变性肾小球肾炎
16.病变主要累及系膜 （ ）
17.近曲小管上皮细胞内可见脂滴 （ ）
18.毛细血管内皮细胞和系膜细胞增生 （ ）
19.肾球囊内新月体形成 （ ）
20.基底膜物质形成钉状突起 （ ）
21.脂性肾病 （ ）
　　A.肾小球系膜细胞和基质增生　　B.肾间质纤维化,大量淋巴细胞浸润
　　C.肾小管上皮细胞内出现脂滴　　D.肾间质和肾盂黏膜大量中性粒细胞浸润
　　E.部分肾单位纤维化,部分肾单位代偿性肥大
22.急性肾盂肾炎 （ ）
23.慢性肾盂肾炎 （ ）
24.系膜增生性肾小球肾炎 （ ）
25.慢性肾小球肾炎 （ ）

实验十　女性生殖系统疾病

【实验目的】

要求掌握女性生殖系统主要疾病的病变特点，葡萄胎、恶性葡萄胎和绒毛膜癌三者之间的联系与区别。

【实验内容】

（一）大体标本

1. 子宫颈肥大

手术切除的子宫标本，子宫颈体积明显增大，约为正常的2倍。子宫颈外口周围黏膜粗糙不平（新鲜标本该处呈鲜红色），边界清楚，此即糜烂区（图10-1）。

2. 子宫颈腺体囊肿

子宫颈管切面可见一0.2cm×0.4cm大之囊肿，囊肿内含有灰白色半透明状黏液（图10-2）。

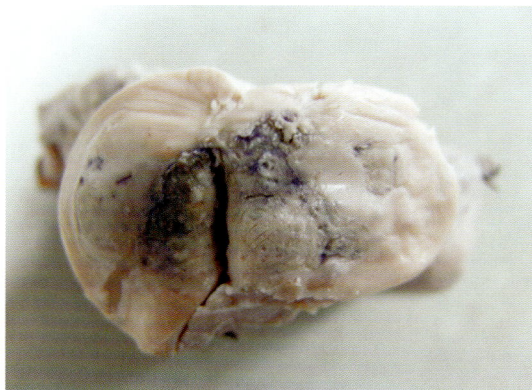

图10-1　子宫颈肥大

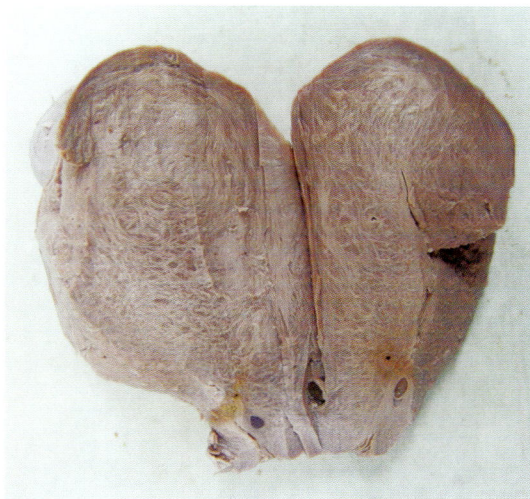

图10-2　子宫颈腺体囊肿

3. 子宫颈息肉

子宫颈管近外口有一0.5cm×1.5cm大之息肉，因受挤压而呈扁平状，一端有细蒂连于宫颈（图10-3）。

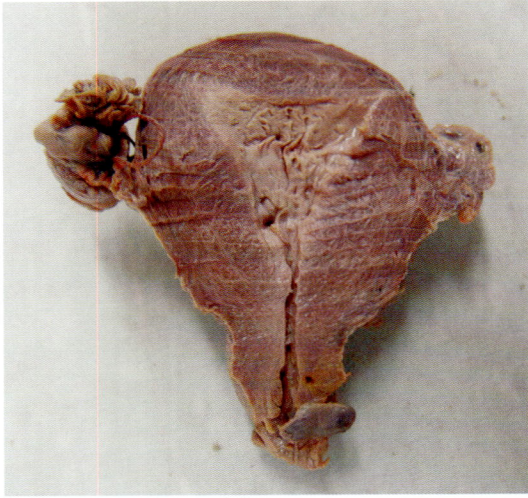

图 10-3　子宫颈息肉

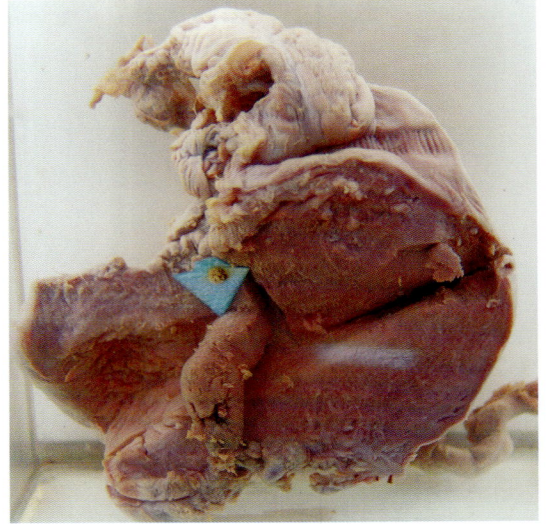

图 10-4　子宫内膜增殖症

4. 子宫内膜增殖症

子宫剖面见内膜较正常增厚，有处内膜增殖形成 2.0cm×2.5cm 息肉样突起(旧称息肉样子宫内膜炎)，表面有糜烂、出血(图 10-4)。

5. 子宫内膜异位症

子宫呈弥漫性均匀增大，切面肌壁显著增厚，可见旋涡状及编织状条纹，其中有大小不等的出血小腔及海绵状区域(图 10-5)。

该病变又称为_____。

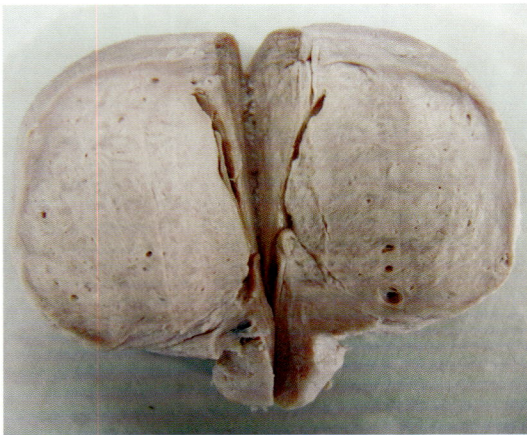

图 10-5　子宫内膜异位症

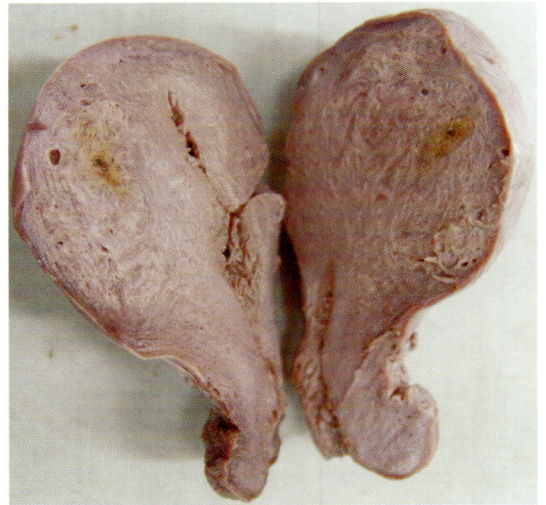

图 10-6　局限型子宫内膜异位症

6.局限型子宫内膜异位症

描述:图 10-6 系局限型子宫内膜异位症,请观察病变所在并进行行描述。

该病变又称为_____。

请思考:图 10-5、图 10-6 均为子宫内膜异位症,二者有何区别?

7.子宫颈癌

子宫颈表面粗糙不平,有溃疡形成。切面可见灰白色癌组织向深层浸润,与正常组织分界不清(图 10-7)。

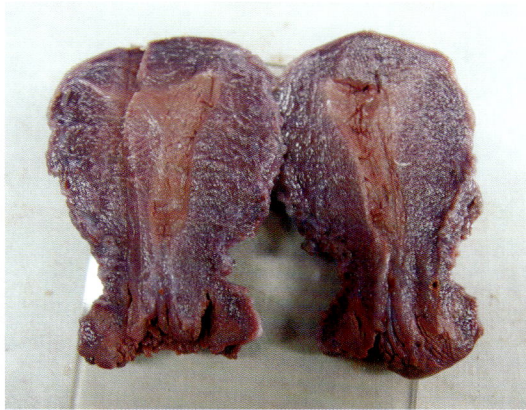

图 10-7　子宫颈癌

请思考:子宫颈癌与子宫颈糜烂之间关系如何?

8.观察图 10-8 后描述

描述：

病理诊断：

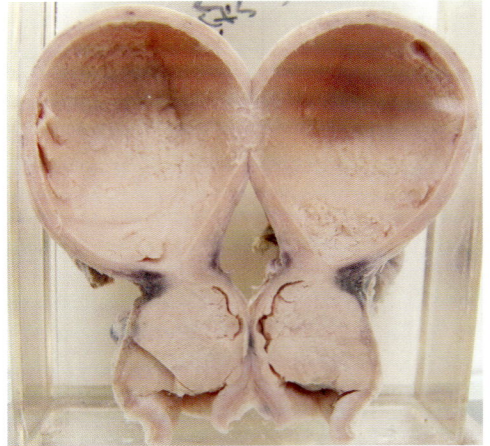

图 10-8

9.良性葡萄胎

系刮宫标本,可见绒毛高度水肿,呈大小不等、晶莹半透明之囊泡,状似葡萄(图 10-9)。

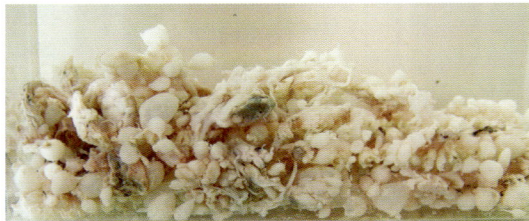

图 10-9　良性葡萄胎

10.恶性葡萄胎

子宫明显增大,子宫腔内有多数直径为 0.1～1.0cm 的葡萄状物,相互间有细蒂相连。葡萄状组织浸润破坏子宫壁肌层(图 10-10)。

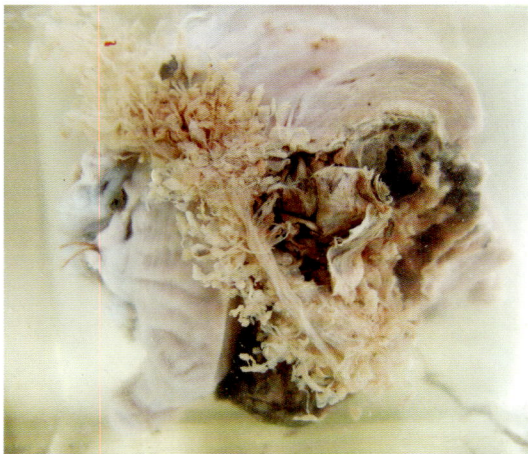

图 10-10　恶性葡萄胎

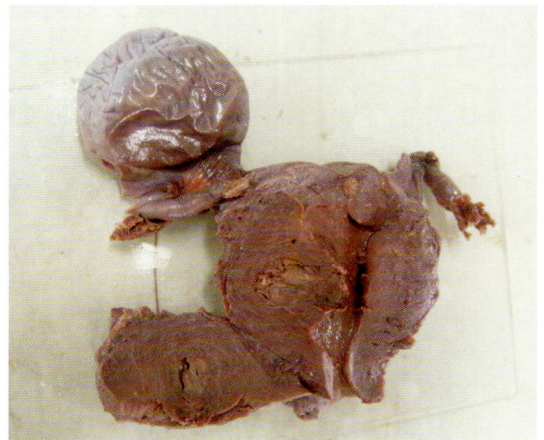

图 10-11　绒毛膜上皮癌

11.绒毛膜上皮癌

子宫腔内有一暗红色肿物,质软而脆,凸入子宫腔并浸润子宫壁。肿物表面凹凸不平,可见红褐色(出血区)间杂灰白色区(图10-11)。

12.观察图10-12后描述

描述:

病理诊断:

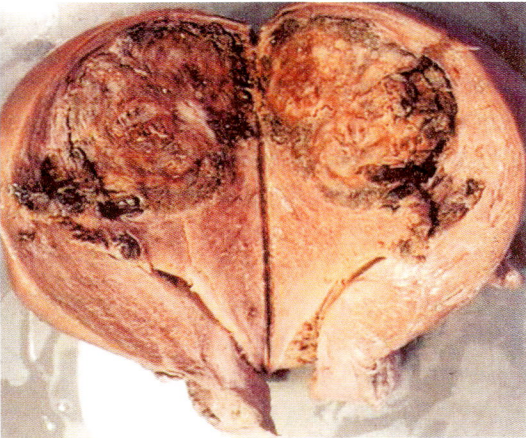

图10-12

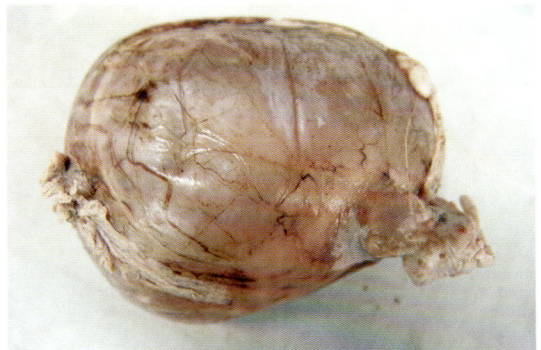

图10-13　卵巢浆液性囊腺瘤

13.卵巢浆液性囊腺瘤

卵巢浆液性囊腺瘤如图10-13所示。

14.卵巢多房性黏液性囊腺瘤(图5-6)

15.卵巢囊性畸胎瘤(图5-36)

16.乳腺癌

乳房之皮肤凹凸不平似橘皮样,乳头向内回缩。乳腺切面可见灰白色肿瘤结节,与周围组织界限不清。癌组织明显坏死。有处可见癌组织侵犯皮肤,在表面形成癌性结节和溃疡(图10-14)。

17.乳腺导管癌

乳头下导管不同程度扩张,其内充满灰黄色癌组织,纵切面呈小结节状,横切面呈境界不清条索状(图10-15)。

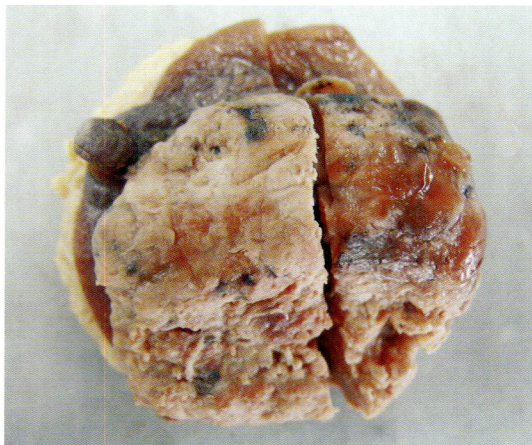

图 10-14　乳腺癌

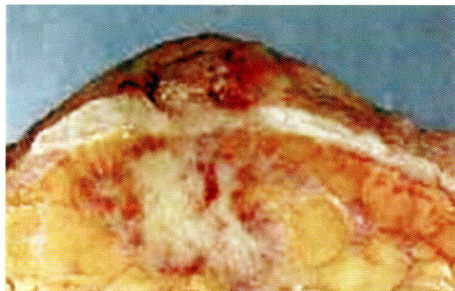

图 10-15　乳腺导管癌

(二)切片标本

1.宫颈炎性息肉

低倍镜观察,组织呈乳头状结构增生,表面有单层柱状上皮覆盖,其间质中有大量淋巴细胞、浆细胞及单核细胞浸润,并有炎性充血及水肿改变。高倍镜观察上皮细胞与炎细胞的形态(图 10-16)。

绘图及说明:

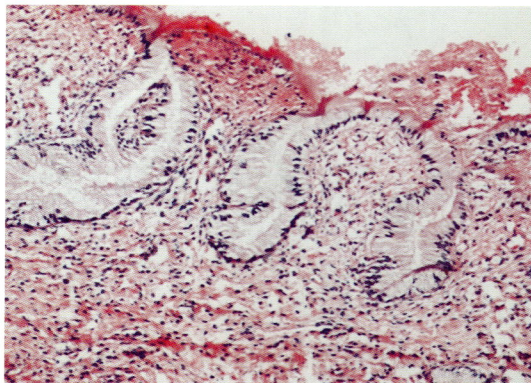

病理诊断:

图 10-16

2.子宫内膜增生症

低倍镜观察,子宫内膜增厚,腺体数目增多,腺腔大小不等,形态不一,腺上皮呈高柱状,排列成复层。部分增生的腺体呈囊状扩张。间质细胞也有明显增生。高倍镜观察腺上皮细胞的形态(图 10-17)。请观察镜下切片并绘图说明。

绘图及说明：

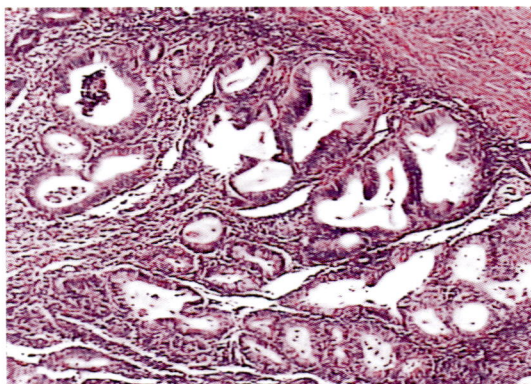

图 10-17　子宫内膜增生症

病理诊断：

3．葡萄胎

低倍镜观察可见散在之绒毛断面。绒毛肿大，间质高度水肿，其中见不到血管。绒毛周边滋养叶细胞增生。高倍镜观察，增生的滋养叶细胞，其内层为郎汉斯巨细胞（细胞滋养层细胞），呈立方形或多边形，大小相似，边界清楚，胞浆淡染，核类圆形。外层为合体细胞，体积大；形状不规则，细胞质被染成粉红色，核着色较深，散在或聚集成堆，呈合胞体状（图 10-18）。请同学观察镜下切片并绘图说明。

绘图及说明：

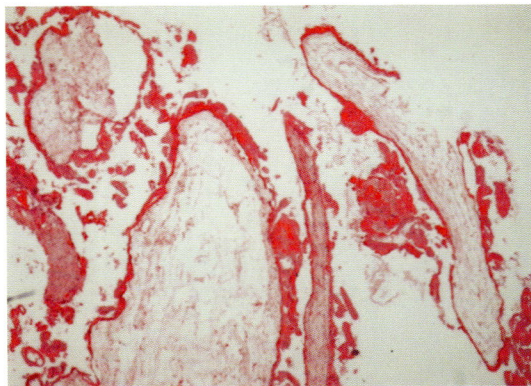

图 10-18　葡萄胎

病理诊断：

请思考：水泡状胎块与绒毛膜癌之关系如何？二者在肉眼观及镜下有何区别？

4．绒毛膜上皮癌

低倍镜观察，在凝血块中可见片块状、条索状排列的癌细胞团，无绒毛结构，亦无间质。高倍镜观察，有两种瘤细胞，一种与郎汉斯巨细胞相似，细胞为多角形，界限清楚，核大、染色质粗细不等，分布不均，细胞具明显异型性。另一种与合体细胞相似，细胞体积大，形态不规则。细胞质红染，核多且大小、形态极不一致，致密深染呈合体性。此外可见炎细胞浸润及明显出血、坏死（图 10-19）。

5．卵巢浆液性囊腺瘤

囊腔由单层立方或矮柱状上皮衬覆；乳头较宽，细胞形态较一致，无异型性（图 10-20）。

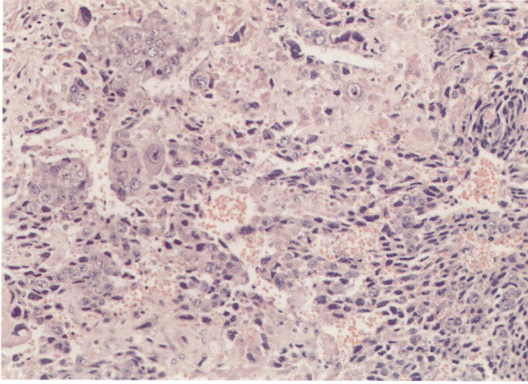

图 10-19　绒毛膜上皮癌

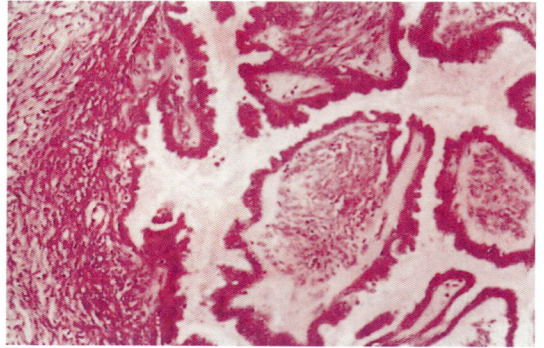

图 10-20　卵巢浆液性囊腺瘤

6.卵巢黏液性囊腺瘤

如图 10-21 所示,肿瘤组织为多房性囊腔,囊壁内衬单层柱状上皮,上皮下为结缔组织。

7.乳腺导管癌

癌细胞增生,充满导管腔,部分形成腺样或筛状结构。部分中央坏死,呈伊红色无结构物(图 10-22)。

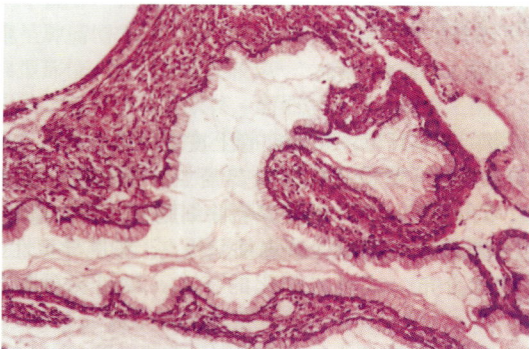

图 10-21　卵巢黏液性囊腺瘤

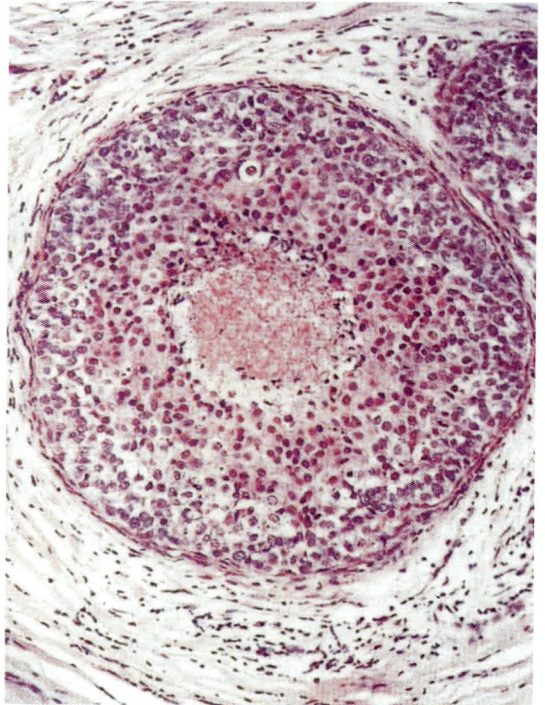

图 10-22　乳腺导管癌

8.宫颈原位癌

宫颈鳞状上皮增生,全层癌变,细胞排列紊乱,极性消失,出现病理性核分裂。可见癌细胞沿基底膜长入腺体,基底膜保持完整(图 10-23)。

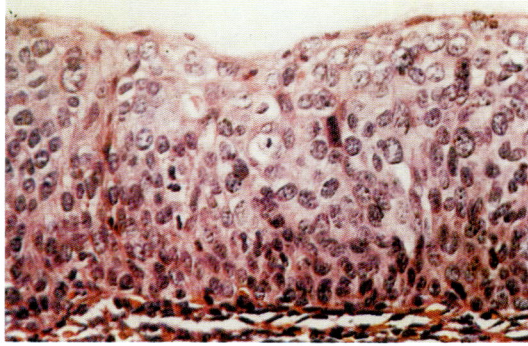

图 10-23 宫颈原位癌

【病例讨论】

病例一:患者,宋××,女,34 岁,出现肉眼血尿 3 个月,每次血尿均与月经周期同步,最近一次月经时,除血尿外,还出现便血,到某人民医院泌尿科看病,膀胱镜检,发现膀胱壁上有一个核桃大小的半球形隆起肿块。

病理活检:膀胱壁组织内有大量子宫内膜腺体及间质。

该患者的诊断结果是什么？为何出现血尿及便血？该患者的预后怎样？为什么？

病例二:患者,刘××,女,26 岁,已婚未生育,因阴道不规则流血而就诊,经诊刮确诊为子宫内膜重度非典型增生,当时大会诊的治疗意见有两种:手术治疗或保守治疗。

根据所学的病理知识,你认为哪种疗法比较合理？为什么？

【单项选择题】

A 型题

1. 乳腺癌来源于哪个组织 （　　）
   A. 乳腺表皮细胞　　　　　B. 乳腺囊肿　　　　　C. 导管内乳头状瘤
   D. 乳腺导管上皮及滤泡上皮　　　　　　　　　　E. 乳腺纤维腺瘤

2. 女性生殖器官最常见的良性肿瘤是 （　　）
   A. 子宫平滑肌瘤　　　　　B. 卵巢畸胎瘤　　　　　C. 卵巢浆液性囊腺瘤
   D. 葡萄胎　　　　　　　　E. 卵巢黏液性囊腺瘤

3. 目前致女性死亡最常见的恶性肿瘤是 （　　）
   A. 子宫内膜癌　　　　　　B. 乳腺癌　　　　　　C. 卵巢恶性畸胎瘤
   D. 子宫颈癌　　　　　　　E. 绒毛膜上皮细胞癌

4. 宫颈癌好发部位及组织起源 （　　）
   A. 宫颈鳞柱状上皮交界处　　B. 宫颈管腺体　　　C. 宫颈外口柱状上皮
   D. 宫颈内口柱状上皮　　　　E. 宫颈阴道部和外口交界处储备细胞

5. 与葡萄胎相比,恶性葡萄胎的特征是 （　　）
   A. 出血坏死明显　　　　　B. 有侵袭行为　　　　　C. 可见绒毛水肿
   D. 绒毛间质血管消失　　　E. 滋养细胞增生

6. 据统计,乳腺癌的好发部位是乳腺的 （　　）
   A. 外上象限　　　　　　　B. 内下象限　　　　　C. 内上象限
   D. 乳头部　　　　　　　　E. 外下象限

7. 乳腺癌最常见的病理组织学类型是 （　　）
   A. 浸润性小叶癌　　　　　B. 髓样癌　　　　　　C. 浸润性导管癌
   D. 胶样癌　　　　　　　　E. 鳞状细胞癌

8. 子宫颈癌的细胞类型最常见的为 （　　）
   A. 鳞状细胞癌　　　　　　B. 腺癌　　　　　　　C. 黏液癌
   D. 大细胞癌　　　　　　　E. 未分化癌

9. 当严重不典型增生累及子宫黏膜上皮全层时诊断为 （　　）
   A. 重度不典型增生　　　　B. 早期浸润癌　　　　C. 不典型增生伴癌变
   D. 原位癌　　　　　　　　E. 癌前期病变

10. 下列肿瘤中最易发生血道转移的是 （　　）
    A. 宫颈癌　　　　　　　　B. 恶性葡萄胎　　　　C. 绒癌
    D. 卵巢囊腺癌　　　　　　E. 乳腺导管浸润癌

11. 关于乳腺癌的描述下列哪项是错误的 （　　）
    A. 与雌激素分泌紊乱有关　B. 多发生在乳腺外上限　　C. 常有乳头凹陷
    D. 呈浸润型生长　　　　　E. 早期即发生血道转移

12. 下列慢性宫颈炎病变哪项是错的 （　　）
    A. 子宫颈糜烂　　　　　　B. 子宫颈溃疡　　　　C. 宫颈上皮鳞状细胞化生
    D. 宫颈息肉　　　　　　　E. 宫颈潴留囊肿

13. 巧克力囊肿一般指的是　　　　　　　　　　　　　　　　　　　（　　）

　　A. 子宫内膜异位　　　　B. 卵巢滤泡血肿　　　　　　C. 盆腔腹膜子宫内膜异位

　　D. 输卵管子宫内膜异位　E. 卵巢子宫内膜异位

14. 子宫颈息肉的本质是　　　　　　　　　　　　　　　　　　　　（　　）

　　A. 腺瘤性息肉　　　　　B. 肉芽肿性炎　　　　　　　C. 慢性增生性炎

　　D. 腺体潴留囊肿　　　　E. 宫颈血肿机化

15. 与乳腺癌有关的癌前期病变　　　　　　　　　　　　　　　　　（　　）

　　A. 乳腺小叶增生　　　　B. 纤维囊型乳腺病　　　　　C. 纤维化型乳腺病

　　D. 乳腺囊肿病　　　　　E. 乳腺纤维腺瘤

16. 哪种恶性肿瘤只有实质细胞而没有间质　　　　　　　　　　　　（　　）

　　A. 乳腺髓样癌　　　　　B. 印戒细胞癌　　　　　　　C. 恶性黑色素瘤

　　D. 横纹肌肉瘤　　　　　E. 绒毛膜癌

B 型题

　　A. 宫颈阴道部鳞状上皮脱落代之以柱状上皮　　B. 宫颈腺体导管阻塞分泌物积存

　　C. 宫颈黏膜局限性增生突起形成带蒂小肿物　　D. 宫颈纤维组织大量增生，体积增大

　　E. 宫颈糜烂区柱状上皮转变成复层鳞状上皮

17. 宫颈息肉　　　　　　　　　　　　　　　　　　　　　　　　　（　　）

18. 宫颈肥大　　　　　　　　　　　　　　　　　　　　　　　　　（　　）

19. 宫颈糜烂　　　　　　　　　　　　　　　　　　　　　　　　　（　　）

20. 糜烂愈复　　　　　　　　　　　　　　　　　　　　　　　　　（　　）

21. 腺体潴留囊肿　　　　　　　　　　　　　　　　　　　　　　　（　　）

　　A. 乳腺浸润性导管癌　　B. 乳腺髓样癌　　　　　　　C. 乳腺单纯癌

　　D. 乳腺硬癌　　　　　　E. 不典型髓样癌

22. 癌组织中实质与间质大致相等的是　　　　　　　　　　　　　　（　　）

23. 癌组织中实质少，间质多的是　　　　　　　　　　　　　　　　（　　）

24. 癌组织中实质多，间质少的是　　　　　　　　　　　　　　　　（　　）

实验十一　传染病

【实验目的】

掌握常见传染病的病变特点及其病理联系。

【实验内容】

(一)大体标本

1.请同学观察图 11-1 所示标本后自行描述

病变器官:

病变描写:

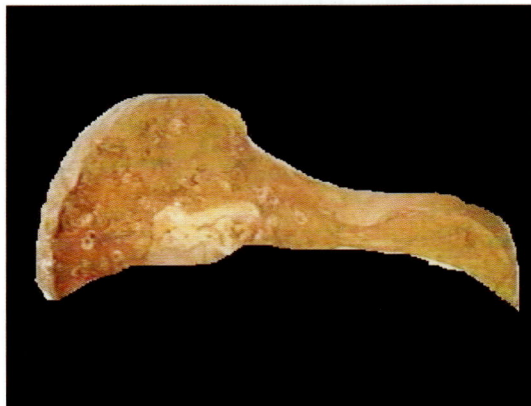

病理诊断:

图 11-1

2.亚急性重型肝炎

如图 11-2、图 11-3 所示肝体积缩小,表面高低不平,表面及切面可见多数散在粟粒至绿豆大的灰白色再生肝细胞结节,境界清楚。结节间肝组织结构不清。

3.流行性脑膜炎

如图 11-4 所示,请认真观察标本后进行描述。

描述:

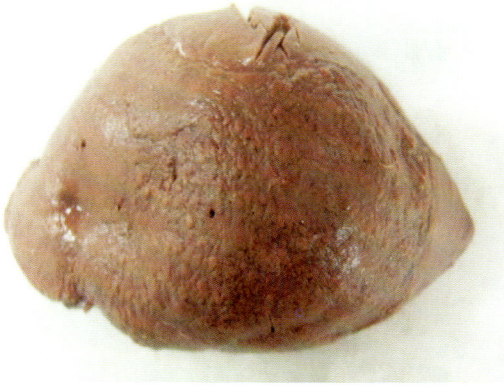

图 11-2　亚急性重型肝炎表面

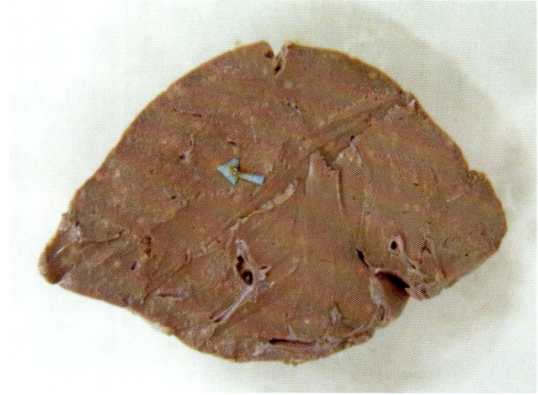

图 11-3　亚急性重型肝炎切面

4.流行性乙型脑炎

如图 11-5 所示,软脑膜充血、水肿,脑回变宽,脑沟浅而窄,大脑额叶实质切面可见境界清楚、针尖大小、半透明的软化灶。

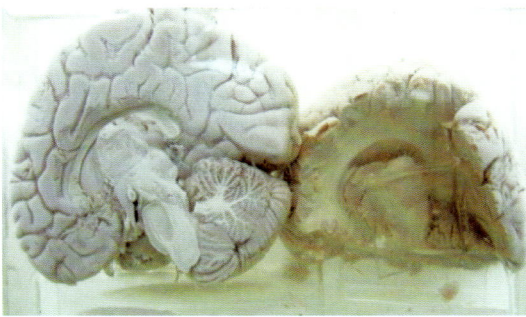

图 11-4　流行性脑膜炎

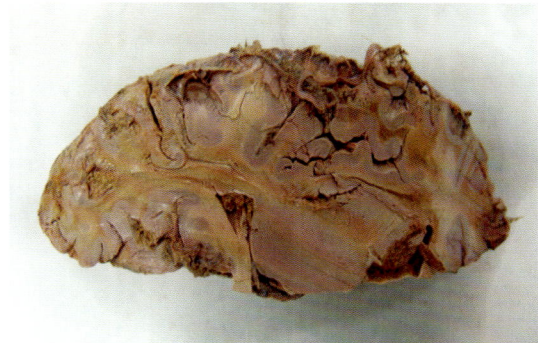

图 11-5　流行性乙型脑炎

5.肺结核原发综合征

如图 11-6 所示,肺下叶上部近胸膜处,有一直径为 1.0cm 的灰黄色干酪样坏死灶。同侧肺门淋巴结肿大,切面呈干酪样坏死。

6.粟粒性肺结核

如图 11-7 所示,肺切面可见灰白色粟粒大结节,呈弥漫均匀分布,大小一致,形态相似。

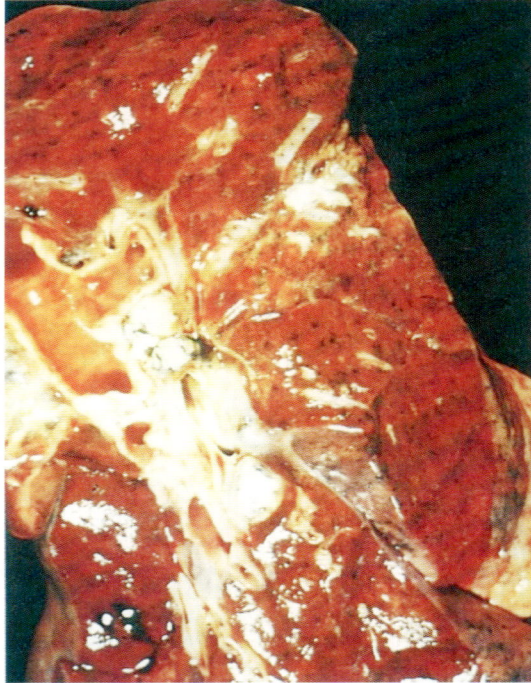

图 11-6　肺结核原发综合征

7. 小肠粟粒性结核

如图 11-8 所示,小肠及肠系膜处可见多数散在粟粒大结核病灶,肠系膜淋巴结也肿大。

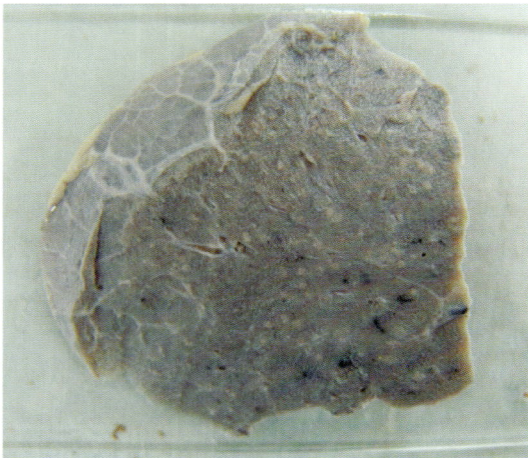

图 11-7　粟粒性肺结核

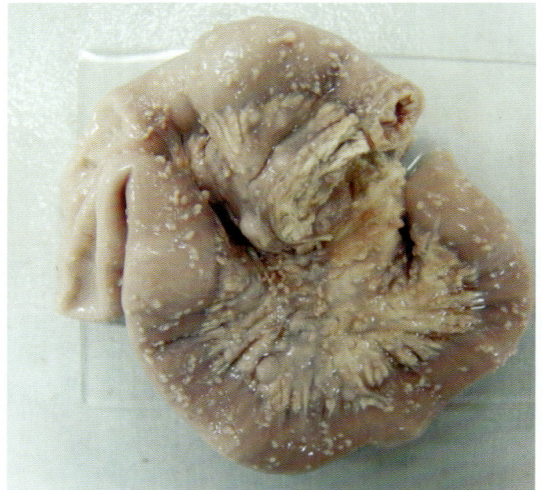

图 11-8　小肠粟粒性结核

8. 脾粟粒性结核

如图 11-9 所示,脾表面及切面可见弥漫分布的粟粒大灰白色结节。

请思考:肺结核原发综合征与各脏器粟粒性结核之间的关系如何?

9.慢性纤维空洞型肺结核

如图 11-10 所示,肺尖部见一陈旧厚壁空洞,直径约为 3.5cm,干酪样坏死物已排出。空洞壁由灰白色纤维组织构成,厚 0.4～0.7cm。其余肺组织内有新旧不一、大小不等的结核病灶(与空洞关系怎样?)。亦可参照图 2-21。

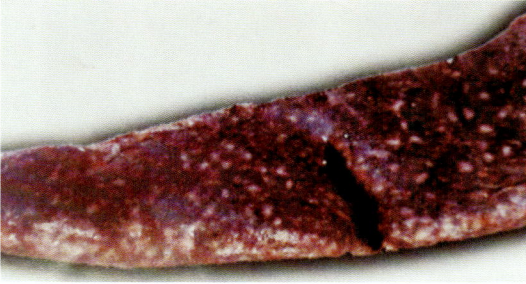

图 11-9　脾粟粒性结核

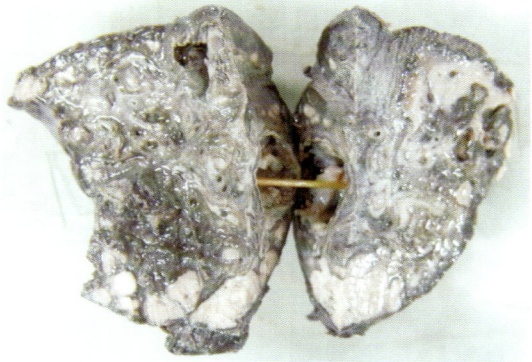

图 11-10　慢性纤维空洞型肺结核

10.结核性胸膜炎

如图 11-11 所示,请同学在观察胸膜病变的同时注意观察肺组织有何病变。

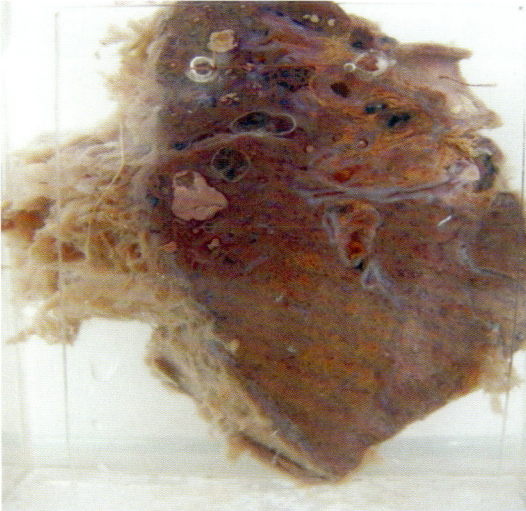

图 11-11　结核性胸膜炎

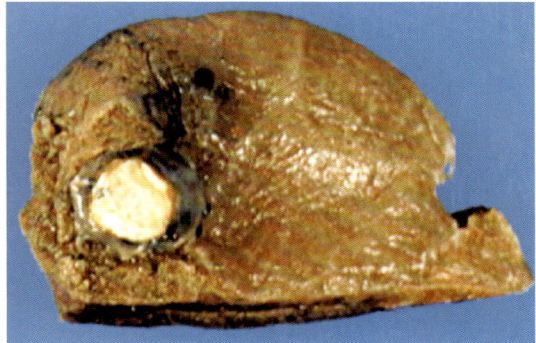

图 11-12　肺结核球

11.肺结核球

如图 11-12 所示,肺上叶可见孤立的球形干酪样坏死灶,直径约为 3cm,与周围肺组织分界清楚。

请思考:结核球的转归如何?

12.肾结核(图 2-15)。

13.肠伤寒

如图 11-13 所示,回肠黏膜淋巴滤泡增生肿胀,呈椭圆形隆起,表面凹凸不平,如脑回状。

请思考:该病变是肠伤寒哪一期?

14.细菌性痢疾

请同学观察图 11-14 后描述。

描述:

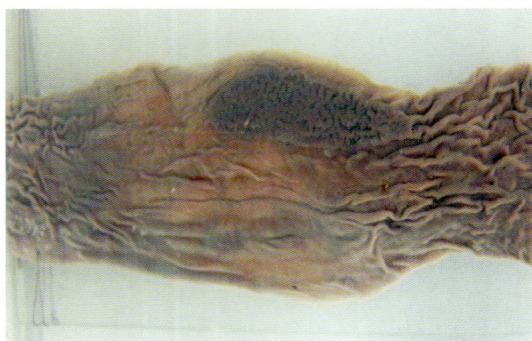

图 11-13　肠伤寒

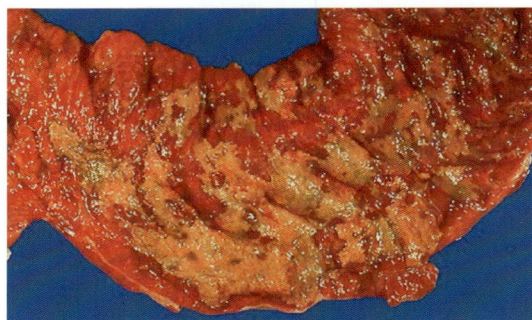

图 11-14

(二)切片标本

1.淋巴结结核

先用低倍镜通览全片,找到结构清楚的结核结节(图11-15)。典型的结核结节中央可见到干酪样坏死区,周围为郎汉斯巨细胞及类上皮细胞,外周可见淋巴细胞及纤维结缔组织。高倍镜观察细胞形态:郎汉斯巨细胞体积大,胞浆丰富,有很多细胞核排列于细胞周边,呈花环状或马蹄状。类上皮细胞呈梭形或多边形,细胞边界不清,核圆形或卵圆形,染色稀疏。请同学镜下观察切片并绘图及说明。

绘图:

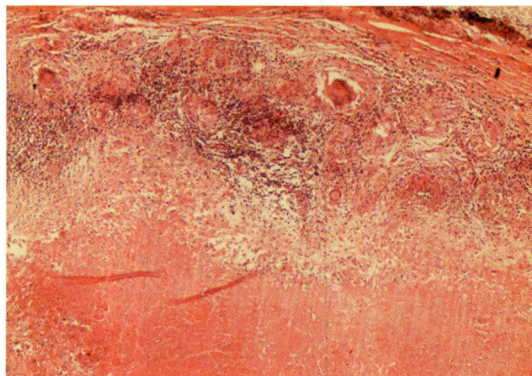

图 11-15　典型的结核结节

病理诊断:

2.慢性纤维空洞性肺结核

请同学观察图 11-16 所示切片后描述。

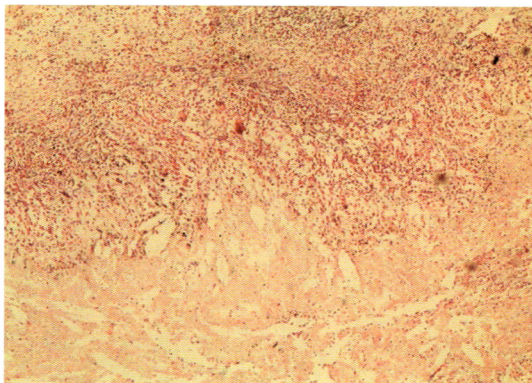

图 11-16　慢性纤维空洞性肺结核

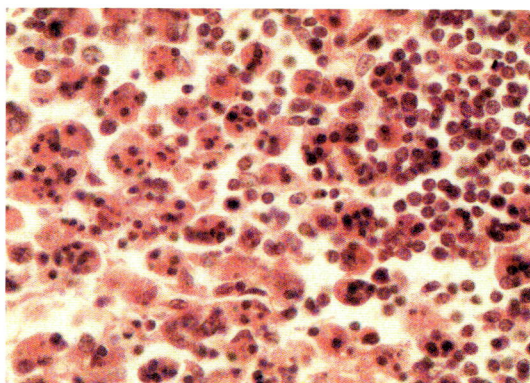

图 11-17　伤寒肉芽肿（高倍镜下）

3.肠伤寒

低倍镜下可见肠黏膜上皮被破坏，仅有少量肠腺残存。肠壁淋巴组织中巨噬细胞聚集成团，构成肉芽肿。肌层之间及浆膜下可见淋巴细胞及单核细胞浸润。如图 11-17 所示，高倍镜观察伤寒肉芽肿，巨噬细胞体积大，细胞质丰富，染色浅淡，核圆形或卵圆形，常偏于细胞一侧，细胞质内常吞噬有淋巴细胞、红细胞及细胞碎屑（此种巨噬细胞称为＿＿＿＿＿＿）。请同学观察镜下切片并绘图及说明。

绘图：

病理诊断：

4.流行性乙型脑炎

脑组织中部分神经细胞变性、坏死，结构疏松呈网状，此即软化灶（图 11-18）。小胶质细胞弥漫性增生，有的较为集中，呈结节状，形成胶质结节（图 11-19）。脑实质内小血管扩张充血。其周围有数量不等的淋巴细胞浸润，是为袖套状浸润现象（图 11-20）。

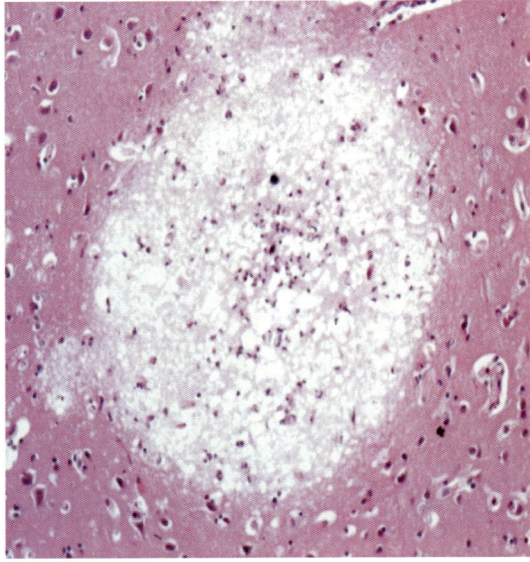

图 11-18　筛网状软化灶

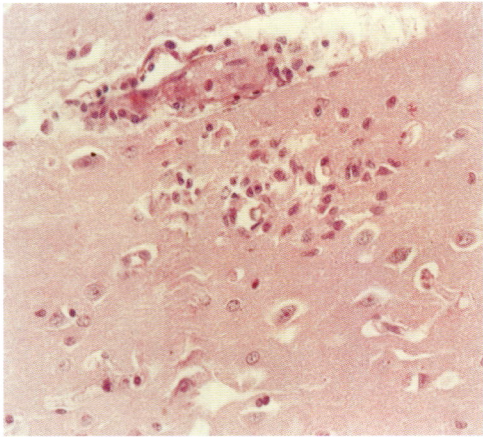

图 11-19　胶质结节

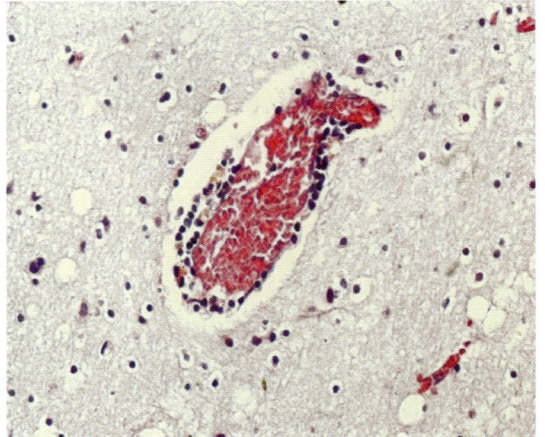

图 11-20　淋巴细胞袖套状浸润

5.急性普通性肝炎

如图 11-21 所示,肝细胞索排列拥护,大部分肝细胞肿胀,胞浆疏松甚至透明(气球样变性)。部分肝细胞体积变小,胞浆浓缩红染(嗜酸性变),有的甚至成为红色球形小体(嗜酸性小体)。此外尚可见单个或几个肝细胞坏死(点状坏死),局部有淋巴细胞单核细胞浸润。请同学观察镜下切片并绘图及说明。

绘图:

病理诊断：

6.亚急性重型肝炎

如图 11-22 所示，肝正常结构因坏死而被破坏。部分肝细胞呈结节状再生，形成不规则之假小叶。假小叶之间为大片增生的纤维组织及小胆管，伴大量淋巴细胞浸润。

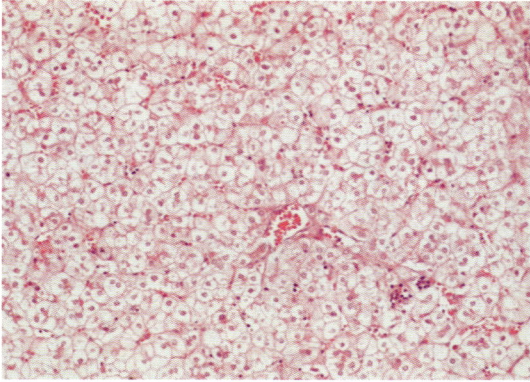

图 11-21　急性普通性肝炎

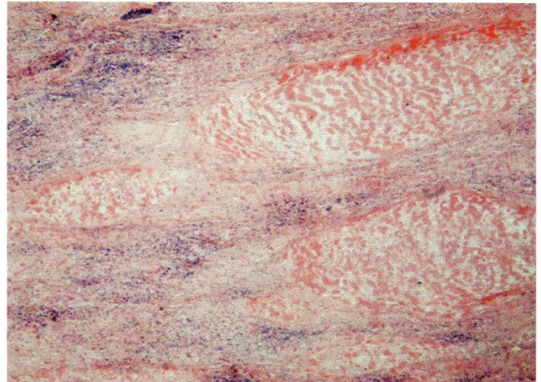

图 11-22　亚急性重型肝炎

7.瘤型麻风

表皮萎缩，真皮内有多量泡沫细胞和少量散在淋巴细胞浸润。泡沫细胞体积大，胞浆丰富，胞核多位于中央，细胞境界不清，多围绕在小血管及皮肤附件周围，形成麻风小结（图 11-23）。

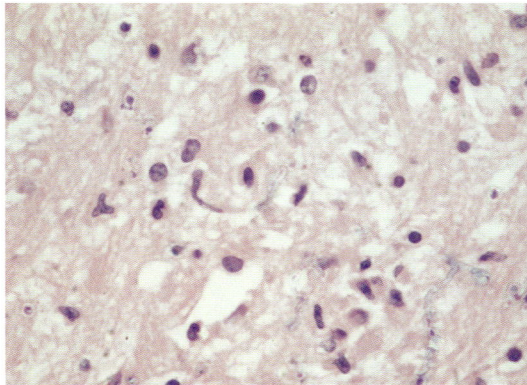

图 11-23　麻风小结

【病例讨论】

患者,男性,26 岁,X 线检查发现右肺上叶有 3cm×2cm 的结核性空洞,试分析空洞形成的过程及可能的并发症,以及其他器官相同性质病变可能发生的情况。

【单项选择题】

A 型题

1.结核性病变的特征性细胞是下列哪一项　　　　　　　　　　　　　　　　　　( )

　　A.中性粒细胞　　　　B.淋巴细胞　　　　C.异物巨细胞

　　D.浆细胞　　　　　　E.上皮样细胞

2.在结核结节中最具有诊断意义的细胞是哪种　　　　　　　　　　　　　　　　( )

　　A.朗汉斯巨细胞和淋巴细胞　　　　　　B.朗汉斯巨细胞和上皮样细胞

　　C.异物巨细胞和成纤维细胞　　　　　　D.上皮样细胞和异物巨细胞

　　E.朗汉斯巨细胞和巨细胞

3.结核病的细胞免疫反应中起主要作用的细胞为　　　　　　　　　　　　　　　( )

　　A.T 细胞　　　　　　B.细胞　　　　　　C.NK 细胞

　　D.巨噬细胞　　　　　E.血小板

4.胸膜组织切片见成团类上皮细胞,少量朗汉斯巨细胞和干酪样坏死,周围散在多量淋巴细胞。诊断为　　　　　　　　　　　　　　　　　　　　　　　　　　　　　( )

　　A.组织细胞增生症　　　　　　　　　B.胸膜结核　　　　C.纤维素性胸膜炎

　　D.胸膜间皮瘤　　　　　　　　　　　E.肺炎

5.关于干酪样坏死物的描述,哪项是错误的　　　　　　　　　　　　　　　　　( )

　　A.红染无结构的颗粒状物　　　　　　B.质地较实呈固体状

　　C.不含结核杆菌　　　　　　　　　　D.液化的干酪样坏死物含大量结核杆菌

　　E.可以成为结核病在体内的播散源

6.急性细菌性痢疾病变最显著的部位是　　　　　　　　　　　　　　　　　　　( )

　　A 回肠末端和升结肠　　　　　　　　B.直肠与乙状结肠

　　C.升结肠　　　　　　D.降结肠　　　　　E.整个结肠

7.伤寒小结的主要组成细胞是　　　　　　　　　　　　　　　　　　　　　　　( )

　　A.类上皮细胞　　　　B.浆细胞　　　　　C.T 细胞和多核巨细胞

　　D.巨噬细胞　　　　　E.上皮细胞

8.流行性脑脊髓膜炎时,脓液主要聚集于　　　　　　　　　　　　　　　　　　( )

　　A.软脑膜与脑皮质之间的腔隙　　　　B.蛛网膜与软脑膜之间的腔隙

　　C.软脑膜本身的疏松纤维组织间　　　D.蛛网膜本身的疏松纤维组织间

　　E.头皮与颅骨之间的腔隙

9. 以变质为主的炎症是下列哪项　　　　　　　　　　　　　　　　　　（　　）

　　A. 感冒初期鼻黏膜炎　　　　　　　B. 绒毛心　　　　　　　C. 假膜性炎

　　D. 脓肿　　　　　　　　　　　　　E. 流行性乙型脑炎

10. 下列关于流行性乙型脑炎的病理改变的叙述，错误的是　　　　　　　（　　）

　　A. 神经细胞变性，坏死　　　　　　B. 软化灶　　　　　　　C. 血管套形成

　　D. 蛛网膜下腔有脓性渗出物　　　　E. 胶质结节形成

11. 原发性肺结核的病理特征是　　　　　　　　　　　　　　　　　　　（　　）

　　A. 原发复合征形成　　　　　　　　B. 慢性厚壁空洞形成

　　C. 造成血道播散　　　　　　　　　D. 急性空洞形成

　　E. 造成支气管播散

12. 寄生虫感染时，主要的浸润炎症细胞是　　　　　　　　　　　　　　（　　）

　　A. 中性粒细胞　　B. 淋巴细胞　　C. 单核细胞

　　D. 嗜酸性粒细胞　　E. 红细胞

13. 血吸虫虫卵引起的病变主要发生在　　　　　　　　　　　　　　　　（　　）

　　A. 大肠壁和肝脏　　B. 肠系膜静脉　　C. 门静脉

　　D. 肺和肠　　　　　E. 胰腺和大脑

14. 艾滋病患者晚期淋巴结的病理变化特点是　　　　　　　　　　　　　（　　）

　　A. 淋巴滤泡增生　　B. 窦组织细胞增生　　　　C. 副皮质区增生

　　D. 淋巴细胞消失殆尽　　　　　　　E. 淋巴细胞增生

15. 关于淋病的特点，下列哪项叙述是错误的　　　　　　　　　　　　　（　　）

　　A. 易侵袭黏膜　　B. 以性传播为主　　C. 病原体为革兰阴性双球菌

　　D. 感染的最早期表现为阴道炎　　　E. 是世界上发病率最高的性传播疾病

16. 伤寒肠道病变以下列哪一部位的淋巴组织病变最为常见和明显　　　　（　　）

　　A. 空肠下段　　　B. 回肠下段　　C. 盲肠

　　D. 直肠　　　　　E. 乙状结肠

17. 树胶样肿见于　　　　　　　　　　　　　　　　　　　　　　　　　（　　）

　　A. 血吸虫病　　　B. 梅毒　　　　C. 尖锐湿疣

　　D. AIDS　　　　　E. 麻风

B 型题

　　A. 变质性炎　　　B. 浆液性炎　　C. 坏死性炎

　　D. 化脓性炎　　　E. 增生性炎

18. 流行性脑脊髓膜炎的病变性质为　　　　　　　　　　　　　　　　　（　　）

19. 流行性乙型脑炎的病变性质为　　　　　　　　　　　　　　　　　　（　　）

　　A. 原发复合征　　B. 急性空洞　　C. 厚壁空洞

　　D. "冷脓肿"　　　E. 肠穿孔

20. 浸润型肺结核　　　　　　　　　　　　　　　　　　　　　　　　　（　　）

21. 伤寒　　　　　　　　　　　　　　　　　　　　　　　　　　　　　（　　）

22. 骨结核　　　　　　　　　　　　　　　　　　　　　　　　　　　　（　　）

23. 慢性纤维空洞型肺结核　　　　　　　　　　　　　　　　　　　　　（　　）

24. 初发肺结核 （　　）

    A. 肠腔狭窄　　　B. 肠穿孔　　　　C. "地图状"溃疡

    D. "烧瓶状"溃疡　E. 肠息肉

25. 溃疡型肠结核 （　　）

26. 肠伤寒 （　　）

27. 肠阿米巴病 （　　）

28. 细菌性痢疾 （　　）

    A. 吸收、消散　　　B. 纤维化　　　C. 浸润进展

    D. 包裹、钙化　　　E. 溶解、播散

29. 结核病渗出性病变的主要愈合方式 （　　）

30. 结核病增生性病变、小的干酪样坏死灶愈合方式 （　　）

31. 结核病病灶周围出现渗出性病变，范围不断扩大 （　　）

32. 干酪样坏死发生液化 （　　）

33. 较大的干酪样坏死灶愈合方式 （　　）

    A. 上皮样细胞构成的肉芽肿　　　　B. 泡沫细胞构成的肉芽肿

    C. Aschoff cell 构成的肉芽肿　　　　D. 伤寒细胞构成的肉芽肿

    E. 树胶样肿

34. 梅毒 （　　）

35. 结核病 （　　）

36. 风湿病 （　　）

37. 瘤型麻风 （　　）

38. 伤寒 （　　）

实验十二　寄生虫病、地方病

【实验目的】

1. 掌握肠阿米巴病的病变,熟悉常见的肠外阿米巴病;
2. 掌握血吸虫病的病变,掌握肝血吸虫的病变;
3. 掌握地方性甲状腺肿及毒性甲状腺肿的病变特点及临床病理联系。

【实验内容】

(一)大体标本

1. 血吸虫性肝硬化

如图 12-1 所示,肝表面可见不规则分布的浅沟纹,沟纹之间肝组织向表面隆起,切面可见汇管区增宽,形成大小不等的灰白色疤痕,呈树枝状分布。

2. 肠阿米巴痢疾

如图 12-2 所示,结肠黏膜表面可见散在、大小不一的潜掘性溃疡,溃疡边缘尚整齐。溃疡之间的肠黏膜正常。

请思考:肠黏膜有溃疡形成的传染病有哪些? 各种病变其特点如何?

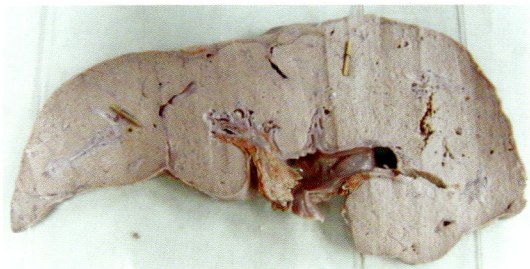

图 12-1　血吸虫性肝硬化

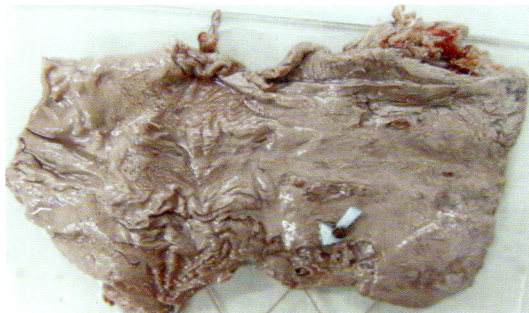

图 12-2　肠阿米巴痢疾

3. 弥漫性胶样甲状腺肿

如图 12-3 所示,甲状腺弥漫、均匀性肿大,表面光滑,无明显结节形成。切面呈淡褐色,可见扩大的滤泡,内有半透明胶质。

4. 结节性甲状腺肿

如图 12-4 所示,甲状腺肿大,表面及切面可见多个大小不一的结节,有的结节呈淡褐

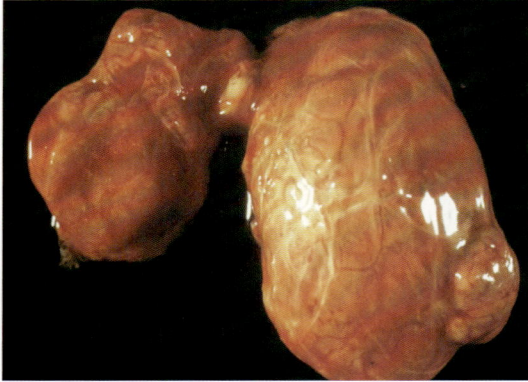

图 12-3　弥漫性胶样甲状腺肿

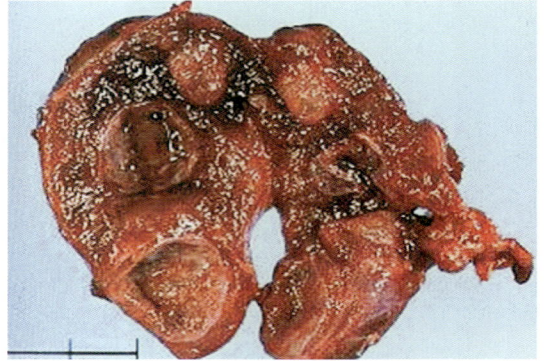

图 12-4　结节性甲状腺肿

色、半透明状,有的结节因血液供应不足而发生坏死及出血。

5.毒性甲状腺肿

如图 12-5 所示,甲状腺轻度肿大,质地较致密呈肉样。

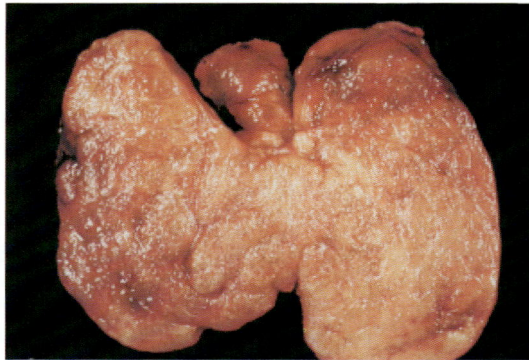

图 12-5　毒性甲状腺肿

(二)切片标本

1.血吸虫性肝硬化

低倍镜观察,肝汇管区纤维结缔组织增生,其间可见多量虫卵结节(图 12-6)。高倍镜观察,结节中央一至数个变性或钙化的虫卵,其周围有类上皮细胞和淋巴细胞(图 12-7)。有的结节可见异物巨细胞。有的结节中央可见多量变性、坏死的嗜酸性粒细胞。

2.阿米巴痢疾

如图 12-8 所示,结肠溃疡边缘坏死组织与活组织间可见散在的阿米巴滋养体,其体积大于单核细胞,胞浆嗜伊红色,核较小而圆,胞浆内可见被吞噬的红细胞和核碎片。在滋养体周围常见透明空晕。

3.胶样甲状腺肿

如图 12-9 所示,甲状腺滤泡普遍扩张,上皮变为扁平状,腔内充满胶样物,染成均匀一致的粉红色,周围吸收空泡较少。

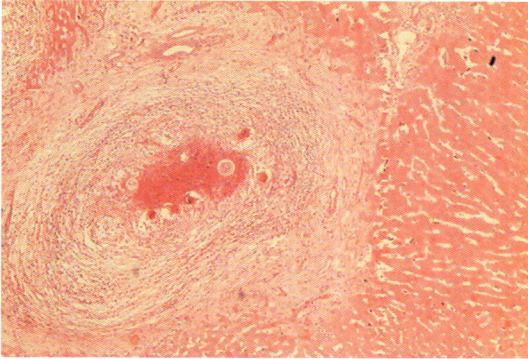

图 12-6　血吸虫性肝硬化(一)

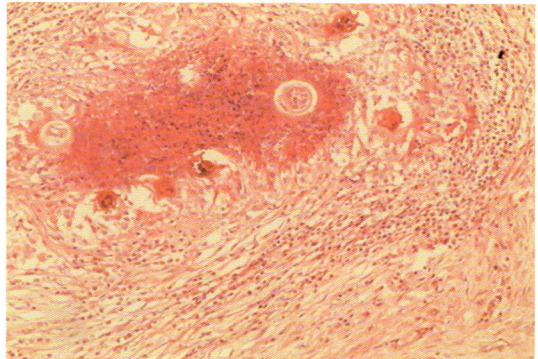

图 12-7　血吸虫性肝硬化(二)

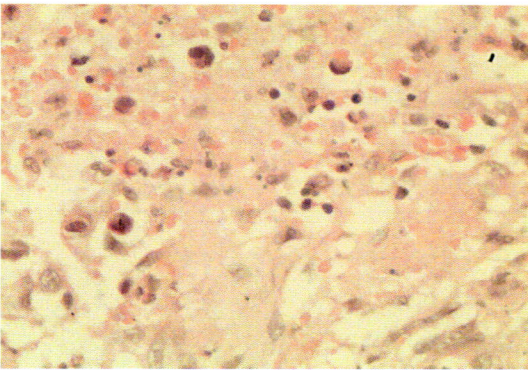

图 12-8　阿米巴痢疾

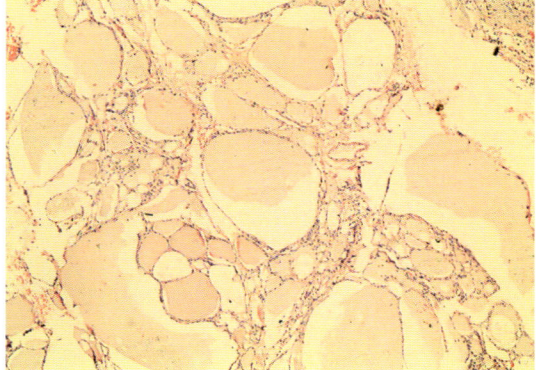

图 12-9　胶样甲状腺肿

4.毒性甲状腺肿

如图 12-10 所示,甲状腺滤泡大小不等,多数为小滤泡。滤泡上皮增生呈高柱状,有的形成乳头凸入滤泡腔。胶质淡染,近滤泡边缘可见许多吸收空泡。间质充血、水肿,可见淋巴细胞浸润及淋巴滤泡形成。

绘图及说明:

病理诊断:

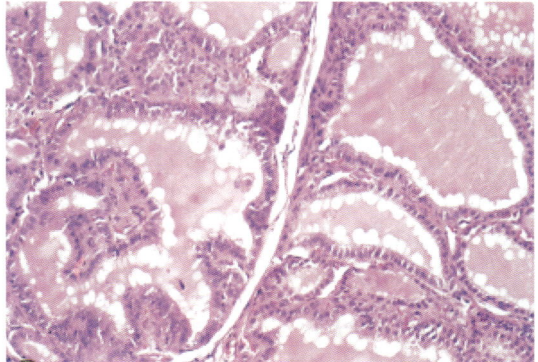

图 12-10　毒性甲状腺肿

【病例讨论】

病例一:患者,陈××,男性,29岁,农民。七月间起病,发热,腹痛,黏液血便,每天5～6次。肝大,脾可触及,血液中嗜酸性粒细胞增高。根据上述简要病史,应考虑什么病的可能?用什么方法可确诊?试分析其肝、肠、脾等有无病理变化。如不及时治疗,其病变将如何发展?晚期可能产生哪些症状?

病例二:患者,女性,23岁,出现腹痛、腹泻和黏液脓血便,临床上考虑为细菌性痢疾。请问如何鉴别细菌性痢疾和肠阿米巴病,填写表12-1。

表 12-1 肠阿米巴病和细菌性痢疾的区别

项目	肠阿米巴病	细菌性痢疾
病原体		
好发部位		
病变性质		
溃疡深度		
溃疡边缘		
溃疡间黏膜		
症状		
肠道症状		
粪便检查		

【单项选择题】

A 型题

1. 肠阿米巴病最常发生于　　　　　　　　　　　　　　　　　　　　　　　　　　　(　　)

　　A. 空肠　　　　　　　　B. 盲肠和升结肠　　　　　　C. 横结肠

　　D. 乙状结肠和直肠　　　　　　　　　　　　E. 回肠

2. 肠阿米巴病最常引起的并发症是　　　　　　　　　　　　　　　　　　　　　　(　　)

　　A. 脑脓肿　　　　　　　　B. 肺脓肿　　　　　　C. 肝脓肿

　　D. 阑尾周围脓肿　　　　　　　　　　　　E. 脓胸

3. 引起血吸虫病感染的是下列中的哪一种　　　　　　　　　　　　　(　)

    A. 虫卵　　　　　　B. 毛蚴　　　　　　C. 母胞蚴

    D. 子胞蚴　　　　　E. 尾蚴

4. 关于血吸虫性肝硬化的描述,正确的是　　　　　　　　　　　　　(　)

    A. 与门脉性肝硬化相似　　　　　　　B. 不形成明显的假小叶

    C. 肝小叶遭受严重破坏　　　　　　　D. 与坏死后性肝硬化相似

    E. 以上都不是

5. 阿米巴肝脓肿与一般化脓菌引起的脓肿不同点是　　　　　　　　(　)

    A. 脓肿大　　　　　B. 易破溃　　　　　C. 全身中毒症状重

    D. 嗜酸性粒细胞浸润为主　　　　E. 炎症反应不明显,尤其是缺乏嗜中性粒细胞

6. 血吸虫性肝硬化患者临床上较早出现腹水等体征,主要是因为　　(　)

    A. 虫卵结节主要位于汇管区　　　　B. 大量假小叶形成

    C. 严重的低蛋白血症　　　D. 合并肝癌　　E. 肝小叶破坏严重

7. 丝虫病发生于乳房的象皮肿易被误认为是　　　　　　　　　　　(　)

    A. 乳腺纤维囊性变　　B. 乳腺癌　　　　C. 乳腺纤维瘤

    D. 乳腺脂肪瘤　　　　E. 乳腺脂肪坏死

8. 假结核结节见于　　　　　　　　　　　　　　　　　　　　　　(　)

    A. 结核病　　　　　B. 华支睾吸虫病　　C. 血吸虫病

    D. 梅毒　　　　　　E. 伤寒

9. 关于毒性甲状腺肿叙述错误的是　　　　　　　　　　　　　　　(　)

    A. 甲状腺弥漫性肿大　　　　　　　　B. 甲状腺激素分泌过多

    C. 是一种心身疾病　　　　　　　　　D. 男多于女

    E. 属自身免疫性疾病

10. 毒性甲状腺肿的主要病变特点是　　　　　　　　　　　　　　　(　)

    A. 淋巴细胞浸润　　　　B. 胶质少　　C. 滤泡上皮呈立方或高柱状增生

    D. 滤泡腔周边可出现吸收空泡　　　　E. 间质血管增生

11. 关于毒性甲状腺肿的临床特点,叙述正确的是　　　　　　　　　(　)

    A. T3、T4 降低　　　B. 常有突眼　　　C. 基础代谢率降低

    D. 甲状腺体积缩小　　　　　　　　　E. 中枢神经兴奋性降低

12. 关于毒性甲状腺肿的发病机制,叙述错误的是　　　　　　　　　(　)

    A. 与心理-社会因素有关　　　　　　B. 血中存在多种自身抗体

    C. 与缺碘有关　　　D. 与遗传有关　　E. 具有家族性

B 型题

    A. 尾蚴性皮炎　　　B. 肠系膜静脉炎　　C. 急性虫卵结节

    D. 慢性虫卵结节　　E. C＋D

13. 血吸虫尾蚴引起　　　　　　　　　　　　　　　　　　　　　　(　)

14. 血吸虫成虫引起　　　　　　　　　　　　　　　　　　　　　　(　)

15. 血吸虫虫卵引起 　　　　　　　　　　　　　　　　　（　　）

    A. 肺　　　　　　　B. 小肠　　　　　　C. 淋巴管及淋巴结

    D. 肝内胆管　　　　E. 门静脉-肠系膜静脉系统

16. 血吸虫寄居在 　　　　　　　　　　　　　　　　　　（　　）

17. 丝虫寄居在 　　　　　　　　　　　　　　　　　　　（　　）

    A. 淤血性肝硬化　　B. 坏死后肝硬化　　C. 门脉性肝硬化

    D. 胆汁性肝硬化　　E. 干线型肝硬化

18. 血吸虫病 　　　　　　　　　　　　　　　　　　　　（　　）

19. 慢性乙型肝炎 　　　　　　　　　　　　　　　　　　（　　）

20. 亚急性重型肝炎 　　　　　　　　　　　　　　　　　（　　）

21. 胰头癌 　　　　　　　　　　　　　　　　　　　　　（　　）

22. 充血性心力衰竭 　　　　　　　　　　　　　　　　　（　　）

    A. 大滋养体　　　　B. 小滋养体　　　　C. 包囊

    D. 阿米巴脓肿　　　E. 蛋白质肠毒素

23. 肠阿米巴溃疡边缘 　　　　　　　　　　　　　　　　（　　）

24. 肠阿米巴溃疡坏死物内 　　　　　　　　　　　　　　（　　）

25. 肠阿米巴病慢性期 　　　　　　　　　　　　　　　　（　　）

26. 具有传染性 　　　　　　　　　　　　　　　　　　　（　　）

实验十三 水 肿

【实验目的】

观察毛细血管血压、血浆胶体渗透压、微血管壁通透性的改变及淋巴回流受阻等因素在水肿发生中的作用。

【实验动物】

蟾蜍或青蛙。

【器材及药品】

粗剪刀、金属探针、组织剪、眼科剪、无齿镊、玻璃探针、蛙心夹、蛙板、小漏斗、麦菲氏管、螺旋夹、烧瓶夹、双凹夹、铁支架台、橡皮管、塑料管、丝线、图钉、棉花、10mL 量筒、小烧杯、1mL 和 5mL 注射器及针头、秒表、1%肝素、中分子右旋糖酐液、任氏液、0.1%组胺液。

【实验步骤】

1. 安装蟾蜍心脏灌注装置

如实验图 13-1 所示,以一小段橡皮管将漏斗与麦菲氏管相连,再用橡皮管将后者之另一端与插有细塑料管的注射器相连。将漏斗安置于铁支架台之滴管夹上,距漏斗出口 25cm 处在铁支架台上安装一双凹夹,用来固定一烧瓶夹,再由此固定蛙板。在漏斗与麦菲氏管之间,装一螺旋夹以调节流速。然后用任氏液驱尽气泡,用任氏液充满整个灌流系统后,旋紧螺旋夹。

2. 制备蟾蜍以及灌流系统

(1)用金属探针自蟾蜍枕骨大孔刺入,破坏脑和脊髓,使上、下肢软瘫。将蟾蜍仰卧位固定于蛙板上,沿腹正中线剪开腹腔,向腹静脉内注入 1%肝素 0.2mL。再沿正中线剪开胸腔,向上剪开胸锁关节,用眼科剪剪开心包,暴露心脏。

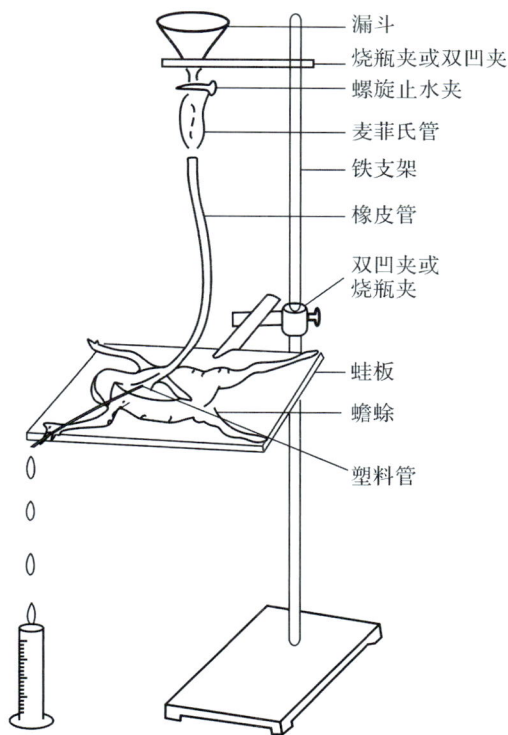

图 13-1 蟾蜍心脏灌流装置

漏斗
烧瓶夹或双凹夹
螺旋止水夹
麦菲氏管
铁支架
橡皮管

双凹夹或烧瓶夹

蛙板
蟾蜍
塑料管

（2）用蛙心夹提起并翻转心脏，暴露左右肺静脉及后腔静脉，选择其中最粗的一条，于其下穿越一线，留待以后用以阻断部分静脉回流。再于一侧主动脉后穿越一根线，以近心端结扎用作牵引，随即用眼科剪在该主动脉上斜剪一小口，将缓缓滴流之细塑料管插入并结扎固定之。另于主动脉下穿一线，向后拉至静脉窦处，于心房壁剪一小口，把一塑料管插入静脉窦内，将线结扎，固定塑料管之另一端使之垂直于蛙板，将引流出来的回心液体全部收集到量筒内。打开螺旋夹，将灌流速度调节在 25～30 滴/min。于滴斗柄处画一线，作为基线，等流出量等于或接近流入量，漏斗的液面降至基线时开始灌流实验。另在蟾蜍背部穿过一根线，以阻断淋巴和浅表静脉。

3. 心脏灌流

（1）用小量筒量取 10mL 任氏液，待漏斗内液面降至基线时立即倒入漏斗内，并同时以另一小量筒承接滴下之水滴。由于本实验系通过对比灌流液流出之差别，来判断是否有液体在体内潴留，所以务必使倾注液体与接液同时开始，并且不使灌流液积滞于体腔或流失到漏斗或量筒外。注意漏斗内的液面，当其再次降到基线时，立即撤下小量筒，记录液量，此即为灌入 10mL 任氏液之流出量（撤量筒后，应向漏斗内加入少许灌流液，以免橡皮管内进入气泡）。按上法重复 2 次，随着流出液颜色逐渐消失，观察各次液量有何变化。

（2）在切口下结扎躯干，并迅速向漏斗内加入任氏液 10mL，待液面降至基线时，记录流出量。结扎时不宜过紧也不宜太松。记录流出量后将线松开。重复三次。

（3）向漏斗内加入中分子右旋糖酐 10mL，并以小量筒承接流出液，直到灌完 10mL 为止，记录流出量。重复三次。

（4）向漏斗内加入 2mL 0.1％组胺，待流至基线处，向漏斗内再加入 10mL 任氏液并记录其流出量，可见何种变化？再重复三次。

（5）上提后腔静脉或肝静脉之牵引线，记录灌流 10mL 任氏液之流出量，比较出入量的差别。连续重复三次。

（6）于后肢距膝关节 1cm 处用线测量其周径后，用粗丝线结扎一侧大腿（以不引起动脉血流中断为度），再向漏斗内加入任氏液 10mL，以量筒承接流出量，直到灌完 10mL 为止，记录流出量，同时测量被结扎肢体的周径，比较其实验前后及对侧肢体有何差别，观察水肿在全身的分布情况，将结果记录在表 13-1 中。

表 13-1　不同灌流液对流出量的影响

项　目	灌入量/mL	流出量/mL			
		一	二	三	四
任氏液					
中分子右旋糖酐					
组胺任氏液					
20％高渗葡萄糖					
任氏液（阻断后腔静脉或肝静脉后）					

灌流前蟾蜍重量为_____g,实验完毕蟾蜍重量为_____g。
实验结果分析:

【病例分析】

患者,男性,66岁,因浮肿、无尿入院。

入院前因上呼吸道感染多次使用庆大霉素和复方新诺明而出现浮肿,尿量进行性减少。

查体:眼睑浮肿,双下肢可凹性水肿。

化验:尿蛋白(＋＋),尿比重1.015,尿钠64mmol/L(正常130～260mmol/L),血肌酐809μmmol/L(正常44～133μmmol/L),血清尿素氮(BUN)16.2mmol/L(正常空腹BUN为3.2～7.1mmol/L)。

讨论题:

1. 患者治疗后出现少尿、无尿和水肿等的原因是什么?

2. 简述水肿的发生机制。

【单项选择题】

A型题

1. 下述哪项关于水肿的叙述不正确　　　　　　　　　　　　　　　　　　（　　）

　　A. 过多的液体在组织间隙或体腔中积聚称为水肿

　　B. 细胞内液体过多称为积水

　　C. 水肿不是独立的疾病

　　D. 水肿是许多疾病常见的病理过程

　　E. 体腔内过多液体积聚称为积水

2. 下述哪项关于有效流体静压的叙述是错误的　　　　　　　　　　　　（　　）

　　A. 有效流体静压是促使血管内液体向组织间隙滤出的力量

　　B. 静脉系统淤血时,有效流体静压升高

　　C. 有效循环血量减少时,有效流体静压降低

　　D. 有效流体静压等于组织间液静水压减去毛细血管血压

E. 静脉压增高是有效流体静压升高的常见原因

3. 下列哪项因素不会导致血管内外液体交换失衡　　　　　　　　　　　　（　　）
    A. 毛细血管血压升高　　　　　　　　　　　B. 血浆胶体渗透压下降
    C. 毛细血管壁通透性增加　　　　　　　　　D. 肾小球滤过率增加
    E. 淋巴回流受阻

4. 水肿液在组织间隙呈游离状态存在是　　　　　　　　　　　　　　　　（　　）
    A. 隐性水肿　　　　　　　B. 显性水肿　　　　　　　C. 黏液性水肿
    D. 不可凹性水肿　　　　　E. 特发性水肿

5. 下述哪项不是影响正常人组织液生成与回流平衡的因素　　　　　　　　（　　）
    A. 毛细血管血压　　　　　B. 组织间液静水压　　　　C. 血浆胶体渗透压
    D. 毛细血管壁通透性　　　E. 淋巴回流

6. 造成血浆胶体渗透压降低的主要原因是　　　　　　　　　　　　　　　（　　）
    A. 血浆白蛋白减少　　　　B. 血浆球蛋白减少　　　　C. 血液浓缩
    D. 血浆珠蛋白减少　　　　E. 血 Na^+ 含量降低

7. 水肿时造成全身钠水潴留的基本机制是　　　　　　　　　　　　　　　（　　）
    A. 毛细血管血压升高　　　　B. 血浆胶体渗透压下降
    C. 肾小球-肾小管失平衡　　　D. 肾小球滤过增加　　　　E. 静脉回流受阻

8. 下述哪项不是导致肾小球滤过率下降的因素　　　　　　　　　　　　　（　　）
    A. 肾小球滤过压下降　　　　B. 肾血流量减少　　　　C. 肾小囊内压降低
    D. 肾小球滤过膜面积减少　　E. 肾小球滤过膜通透性降低

9. 维持正常机体钠水动态平衡最重要的器官是　　　　　　　　　　　　　（　　）
    A. 皮肤　　　　　　　　　B. 肺　　　　　　　　　　C. 肝
    D. 胃肠道　　　　　　　　E. 肾

10. 判断是否出现水肿较敏感的方法是　　　　　　　　　　　　　　　　（　　）
    A. 检查是否出现凹陷性水肿　　　　　　　　B. 检查皮肤弹性
    C. 每日测体重　　　　　　D. 检查血 Na^+ 浓度　　　E. 观察尿量

11. 右心衰竭时,毛细血管血压升高是由于　　　　　　　　　　　　　　　（　　）
    A. 体循环静脉回流障碍　　　B. 钠水潴留　　　　　　　C. 淋巴回流增加
    D. 迷走神经系统兴奋　　　　E. 微动脉收缩

12. 下述哪项不是肝硬化腹水形成的重要因素　　　　　　　　　　　　　（　　）
    A. 肝静脉回流受阻　　　　B. 门静脉回流受阻　　　　C. 血浆胶体渗透压下降
    D. 醛固酮、抗利尿激素灭活减少　　　　　　E. 循环血量增加

13. 细胞毒性脑水肿是指　　　　　　　　　　　　　　　　　　　　　　（　　）
    A. 脑细胞内液体含量增多　　　　　　　　　B. 脑容积增大
    C. 脑细胞外液增加　　　　　　　　　　　　D. 脑组织内液体含量增加
    E. 脑动脉内血量增多

14. 血管源性脑水肿发生的主要机制是　　　　　　　　　　　　　　　　（　　）
    A. 脑内毛细血管血压增高　　　　　　　　　B. 血浆胶体渗透压下降
    C. 脑内毛细血管壁通透性增加　　　　　　　D. 淋巴回流障碍

E. 脑组织间流体静压增高

15. 急性肾小球肾炎水肿发生的主要机制是　　　　　　　　　　　（　　）

    A. 肾小球滤过率降低　　　　B. 肾小管重吸收增加　　　C. 肾素释放增加

    D. 微血管壁通透性增加　　　E. 醛固酮、抗利尿激素分泌增加

16. 肾病综合征时水肿发生的主要原因是　　　　　　　　　　　　（　　）

    A. 肾小球滤过率明显减少　　　　　　　　B. 醛固酮分泌增加

    C. 抗利尿激素分泌增加　　　D. 利钠激素减少　　　E. 肾小球滤过膜通透性增加

17. 下述关于水肿对机体的影响,哪项叙述不正确　　　　　　　　（　　）

    A. 体腔积液量增多可使相应的器官功能降低

    B. 炎性水肿液可稀释局部毒素,运送抗体增加局部抵抗力

    C. 局部水肿对机体不产生严重影响

    D. 长期水肿可使局部组织抵抗力降低易发生感染

    E. 严重的肺、脑、喉头水肿可危及生命

B 型题

    A. 水肿液在组织间隙呈游离状态　　　B. 水肿液在组织间隙呈凝胶状态

    C. 黏蛋白在组织间隙与水肿液结合　　D. 水肿液在细胞内积聚

    E. 水肿液在体腔中积聚

18. 显性水肿

19. 隐性水肿

20. 黏液性水肿　　　　　　　　　　　　　　　　　　　　　　（　　）

    A. 水肿一般先出现于面部和眼睑　　　B. 水肿一般先出现于身体的低垂部位

    C. 常见腹水而全身水肿不明显　　　D. 皮肤压之不凹陷但体重可突然增加

    E. 水肿几乎只见于妇女,以中年妇女多见

21. 心性水肿的特征是　　　　　　　　　　　　　　　　　　　（　　）

22. 肾性水肿的特征是　　　　　　　　　　　　　　　　　　　（　　）

23. 肝性水肿的特征是　　　　　　　　　　　　　　　　　　　（　　）

    A. 水肿液主要分布在细胞间隙中　　　B. 水肿液主要分布在细胞内

    C. 水肿液主要分布在脑室及周围白质中　D. 水肿液主要分布在灰质的细胞间隙中

    E. 水肿液主要分布在白质和灰质中

24. 血管源性脑水肿　　　　　　　　　　　　　　　　　　　　（　　）

25. 细胞毒性脑水肿　　　　　　　　　　　　　　　　　　　　（　　）

26. 间质性脑水肿　　　　　　　　　　　　　　　　　　　　　（　　）

    A. 蛋白含量高于 $10g/L$　　　　　　　B. 蛋白含量高于 $25g/L$

    C. 蛋白含量低于 $25g/L$　　　　　　　D. 蛋白含量低于 $10g/L$

    E. 分为渗出液和漏出液

27. 水肿液　　　　　　　　　　　　　　　　　　　　　　　　（　　）

28. 渗出液　　　　　　　　　　　　　　　　　　　　　　　　（　　）

29. 漏出液　　　　　　　　　　　　　　　　　　　　　　　　（　　）

实验十四　缺　氧

【实验目的】

1.通过乏氧性缺氧、血液性缺氧和组织中毒性缺氧模型的复制,了解缺氧的原因与分类;

2.通过观察不同类型缺氧时呼吸、血液颜色的变化,了解不同类型缺氧的特点;

3.观察不同环境温度、不同机体状况和年龄的小鼠对缺氧耐受性的不同,探讨原因和条件在疾病发生、发展中的意义。

【实验动物】

成年小鼠 11 只(18～22g),新生幼鼠 1 只。

【器材及药品】

小鼠缺氧瓶、200mL 中间能隔开动物的长玻璃筒、CO 发生装置、天平、秒表、试管架、剪刀、镊子、广口瓶及滴管、测耗氧量装置、温度计、1mL 注射器及针头、1000mL 烧杯两个、冰块、热水、钠石灰、甲酸、浓硫酸、5％亚硝酸钠、1％亚甲蓝、0.1％氰化钾、0.5％咖啡因、2％乌拉坦、生理盐水。

【实验步骤】

1.乏氧性缺氧

取小鼠 1 只称重后放入装有钠石灰的缺氧瓶中,观察小鼠呼吸频率、深度及唇、趾、尾部颜色后塞紧瓶塞并记录时间,每 2 分钟重复观察上述指标一次直到小鼠死亡。留待其他实验完成后,再依次打开小鼠尸体的腹腔,比较肝及血液的颜色。

2.CO 中毒性缺氧

按图 14-1 所示装好 CO 发生装置,取甲酸 3mL 放入 CO 发生装置的试管内,再加入浓硫酸 2mL,塞紧试管口,将一气囊通过橡皮管与 CO 发生装置连接,待点燃酒精灯缓缓加热试管后,松开橡皮管上弹簧夹,将 CO 收集于气囊内备用。从气囊内抽取 5mL CO 气体,注入装有小鼠的缺氧瓶中,立即夹闭乳胶囊,观察小鼠反应,直至小鼠死亡,记录存活时间,观察血液颜色变化。

3.亚硝酸钠中毒性缺氧

取体重相近的小鼠两只,观察正常表现后,分别向甲、乙两鼠腹腔内注入 5％亚硝酸钠各 0.3mL。2min 后向甲鼠腹腔内注入生理盐水 0.3mL,向乙鼠腹腔内注入 1％亚甲蓝

0.3mL,比较两鼠存活时间。

4.氰化钾中毒性缺氧

取小鼠 1 只,观察正常表现后,腹腔内注入 0.1%氰化钾 0.2mL/10g,观察并记录存活时间。

5.环境温度变化对缺氧耐受性的影响

取 1000mL 烧杯 2 个,一个加碎冰块和冷水,将杯内水温调至 0~4℃,另一个加热水,将温度调整至 40~42℃。取体重相近的小鼠 3 只,称重后分别装入缺氧瓶中,将其中 2 个缺氧瓶分别置入放有冰水和热水的烧杯内。第三个缺氧瓶置于室温下,塞紧瓶塞后开始计时,并仔细观察各鼠在瓶中的活动情况,待小鼠死亡后,计算存活时间(T)。并立即从烧杯内取出缺氧瓶,置室温中平衡 15min 后,用测耗氧量装置(图 14-2)测定总耗氧量(A),根据小鼠体重(W)、存活时间(T)、总耗氧量(A)计算出耗氧率(R):$R = A/(WT)$,单位为 mL/(g·min)。

6.不同的机体状况和年龄对缺氧耐受性的影响

取中间能隔开动物的长玻璃筒 1 个,放入钠石灰 2.5g;取体重相近、性别相同的小鼠 2 只,1 个腹腔处注入 2%乌拉坦 0.5mL/20g,待动物麻醉后与

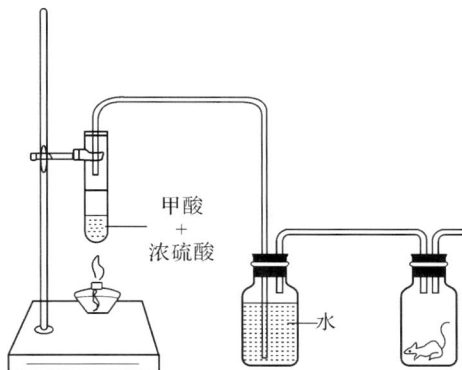

图 14-1　CO 发生装置

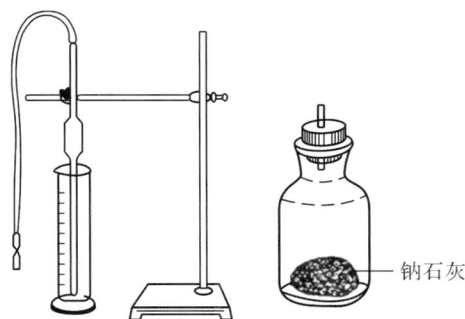

图 14-2　测耗氧量装置

一只体重 3~5g 的幼鼠同放入长玻璃筒的一端;将另一只体重相近的小鼠从腹腔处注入 0.5%咖啡因 0.5mL/20g 后放入长玻璃筒的另一端,塞紧瓶口,分别记录各鼠的存活时间。如密闭 50min 后仍有动物未死,注明 50min 仍存活,并停止观察。

最后将全部实验死亡小鼠(乏氧性缺氧、血液性缺氧和组织中毒性缺氧)与断椎处死的一正常小鼠做对比,固定在蛙板上进行解剖,对比观察各鼠心、肺、肝、肾和血液的颜色。根据实验结果讨论各型缺氧的特点、发生机制,以及内、外因素在疾病发生发展过程中的作用。

【实验结果】

将实验结果记入表 14-1、表 14-2、表 14-3。

表 14-1　缺氧对小鼠呼吸频率的影响

组　别	缺氧前	缺氧时间		
		3min	6min	9min
乏氧性缺氧				
CO 中毒性缺氧				
亚硝酸钠中毒				
氰化钾中毒性缺氧				

表 14-2　不同类型缺氧小鼠皮肤黏膜及血液的颜色

组　别	皮肤黏膜的颜色	血液的颜色
乏氧性缺氧		
CO 中毒性缺氧		
亚硝酸钠中毒性缺氧		
氰化钾中毒性缺氧		

表 14-3　小鼠耗氧率的测定

组　别	注射药物	体重(W)	存活时间(T)	耗氧量(A)	耗氧率(R)
实验组	氯丙嗪				
对照组	生理盐水				

【病例分析】

患者,男性,63 岁,因慢性咳喘 8 年,下肢间断水肿 1 年,咳大量黄痰伴嗜睡 1d 入院。身体评估:体温 37℃,脉搏 140 次/min,呼吸 20 次/min,血压正常,轻度嗜睡,口唇发绀,两肺有干、湿性啰音,心律齐,未闻杂音,腹部(一),下肢及腰骶部无水肿,膝反射正常,巴氏征(一)。血白细胞总数正常,中性粒细胞 0.85,PaO_2 6.7kPa,$PaCO_2$ 8kPa。胸片未见炎性阴影。

讨论题:

1. 患者入院时的主要医疗诊断及并发症是什么?

2. 该患者属于哪种类型的缺氧?

3. 说出氧疗时的护理措施及其依据。

【单项选择题】

A 型题

1. 乏氧性缺氧又称为　　　　　　　　　　　　　　　　　　　　　　　　　(　　)

　　A. 低张性低氧血症　　　　B. 等张性低氧血症　　　　C. 缺血性缺氧

　　D. 淤血性缺氧　　　　　　E. 低动力性缺氧

2. 严重贫血可引起　　　　　　　　　　　　　　　　　　　　　　　　　　(　　)

　　A. 循环性缺氧　　　　　　B. 乏氧性缺氧　　　　　　C. 血液性缺氧

　　D. 组织中毒性缺氧　　　　E. 低动力性缺氧

3. 血液性缺氧时　　　　　　　　　　　　　　　　　　　　　　　　　　　(　　)

　　A. 血氧容量正常,血氧含量降低　　　　　B. 血氧容量降低,血氧含量正常

　　C. 血氧容量、血氧含量一般均正常　　　　D. 血氧容量、血氧含量一般均降低

　　E. 血氧容量增加,血氧含量降低

4. 循环性缺氧时动脉的　　　　　　　　　　　　　　　　　　　（　　）

    A. 血氧分压正常,血氧饱和度和血氧含量均降低

    B. 血氧饱和度正常,血氧分压和血氧含量均降低

    C. 血氧含量正常,血氧分压和血氧饱和度均降低

    D. 血氧分压、血氧饱和度和血氧含量均正常

    E. 血氧分压、血氧饱和度和血氧含量均降低

5. 循环性缺氧可由下列何种原因引起　　　　　　　　　　　　　　（　　）

    A. 大气供氧不足　　　　　　B. 血中红细胞数减少　　　C. 组织供血量减少

    D. 血中红细胞数正常但血红蛋白减少

    E. 肺泡弥散到循环血液中的氧量减少

6. 下列何种物质可使低铁血红蛋白变成高铁血红蛋白,失去结合氧的能力、导致缺氧的

   发生　　　　　　　　　　　　　　　　　　　　　　　　　　（　　）

    A. 硫酸盐　　　　　　　　　　B. 尿素　　　　　　　　　C. 亚硝酸盐

    D. 肌酐　　　　　　　　　　　E. 乳酸

7. 贫血时,血红蛋白低于下列哪一数值则可因心肌营养障碍而出现全心扩大甚至心力

   衰竭　　　　　　　　　　　　　　　　　　　　　　　　　　（　　）

    A. 11g/dL　　　　　　　　　　B.9g/dL　　　　　　　　　C.7g/dL

    D. 5g/dL　　　　　　　　　　　E.3g/dL

8. 组织中毒性缺氧是由于药物或毒物抑制下列何种细胞酶使递氢或传递电子受阻而引

   起生物氧化障碍　　　　　　　　　　　　　　　　　　　　　（　　）

    A. 溶酶体酶　　　　　　　　　B. 呼吸酶　　　　　　　　C. 磷脂酶

    D. 丙酮酸脱氢酶　　　　　　　E. ATP 酶

9. 缺氧时肾产生促红细胞生成素,该物质是　　　　　　　　　　　（　　）

    A. 糖蛋白　　　　　　　　　　B. 磷脂多糖体　　　　　　C. 多肽

    D. 阴离子蛋白　　　　　　　　E. 类固醇

10. 静脉血短路(分流)流入动脉可造成　　　　　　　　　　　　　（　　）

    A. 血液性缺氧　　　　　　　　B. 缺血性缺氧　　　　　　C. 淤血性缺氧

    D. 乏氧性缺氧　　　　　　　　E. 组织中毒性缺氧

11. 缺氧是由于　　　　　　　　　　　　　　　　　　　　　　　（　　）

    A. 向组织供氧不足或组织利用氧障碍　　　　　B. 吸入气体中氧含量减少

    C. 血液中氧分压降低　　　　　　　　　　　　D. 血液中氧含量降低

    E. 血液中氧容量降低

12. 正常人进入高原或通风不良的矿井中发生缺氧的原因是　　　　（　　）

    A. 吸入气的氧分压降低　　　B. 肺气体交换障碍　　　　C. 循环血量减少

    D. 血液携氧能力降低　　　　　E. 组织血流量减少

13. 血氧容量正常,动脉血氧分压和氧含量正常,而动-静脉血氧含量差变小见于（　　）

    A. 心力衰竭　　　　　　　　　B. 呼吸衰竭　　　　　　　C. 室间隔缺损

    D. 氰化物中毒　　　　　　　　E. 慢性贫血

14.缺氧引起冠状血管扩张主要与哪一代谢产物有关 （ ）

    A.钠离子   B.钾离子   C.肾上腺素

    D.尿素   E.腺苷

15.对缺氧最敏感的器官是 （ ）

    A.心脏   B.大脑   C.肺

    D.肾   E.胃肠道

16.下列哪项与动脉血氧含量无关 （ ）

    A.Hb 的数量   B.血液的携氧能力   C.吸入气氧分压

    D.肺呼吸功能   E.内呼吸状况

17.影响血氧饱和度的最主要因素是 （ ）

    A.血液 pH   B.血液温度   C.血液 CO_2 分压

    D.血氧分压   E.红细胞内 2,3-DPG 含量

18.P50 升高见于下列哪种情况 （ ）

    A.氧离曲线左移   B.Hb 与氧的亲和力增高   C.血液 H^+ 浓度升高

    D.血 K^+ 升高   E.红细胞内 2,3-DPG 含量减少

19.反映组织利用氧多少的指标是 （ ）

    A.动脉血氧含量   B.静脉血氧含量   C.静脉血氧饱和度

    D.P50   E.动-静脉血氧含量差

20.健康人攀登 3000m 以上高峰发生缺氧的原因是 （ ）

    A.吸入气氧分压低   B.血液携氧能力低   C.肺部气体交换差

    D.组织利用氧能力低   E.肺循环血流量少

21.慢性支气管炎患者最易发生下列哪种类型的缺氧 （ ）

    A.大气性缺氧   B.呼吸性缺氧   C.等张性缺氧

    D.低动力性缺氧   E.组织性缺氧

22.室间隔缺损伴肺动脉高压的患者动脉血最具特征性的变化是 （ ）

    A.氧容量降低   B.氧含量降低   C.氧分压降低

    D.氧饱和度降低   E.动-静脉血氧含量差减小

23.某患者血氧检查结果是：PaO_2 26.0kPa（45mmHg），血氧容量 20mL/dL，动脉血氧
    含量 14mL/dL，动-静脉血氧含量差 4mL/dL，其缺氧类型为 （ ）

    A.低张性缺氧   B.血液性缺氧   C.缺血性缺氧

    D.组织性缺氧   E.淤血性缺氧

24.下列哪项不是血液性缺氧的原因 （ ）

    A.煤气中毒   B.亚硝酸盐中毒   C.硫化物中毒

    D.大量输入库存血   E.大量输入碱性液

25.临床最常见的血液性缺氧是 （ ）

    A.贫血   B.CO 中毒   C.高铁血红蛋白血症

    D.过氯酸盐中毒   E.血红蛋白病

26.亚硝酸盐中毒患者最具特征的动脉血氧变化是 （ ）

    A.血氧分压降低   B.氧含量降低   C.氧饱和度降低

D.动-静脉血氧含量差降低　　　　　　　　　　　E.氧离曲线右移

27.某患者血氧检查结果为：PaO_2 213.3kPa（100mmHg），血氧容量为 12mL/dL，动脉血氧含量为 11.4mL/dL，动-静脉血氧含量差为 3.5mL/dL，患下列哪种疾病的可能性最大　　　　　　　　　　　　　　　　　　　　　　　　　（　　）

A.哮喘　　　　　　　　B.肺气肿　　　　　　　　C.慢性贫血

D.慢性充血性心力衰竭　　　　　　　　　　　　　E.严重维生素缺乏

28.动脉栓塞引起的缺氧,动脉血氧变化特点是　　　　　　　　　　　（　　）

A.氧容量降低　　　　　　B.氧含量降低　　　　　　C.氧饱和度降低

D.动-静脉血氧含量差降低　　　　　　　　　　　E.动-静脉血氧含量差升高

29.下列哪种原因不能引起低动力性缺氧　　　　　　　　　　　　　　（　　）

A.动脉栓塞　　　　　　B.静脉淤血　　　　　　　C.休克

D.心力衰竭　　　　　　E.肺动-静脉短路

30.砒霜中毒导致缺氧的机制是　　　　　　　　　　　　　　　　　　（　　）

A.丙酮酸脱氢酶合成减少　　B.线粒体损伤　　　　C.形成高铁血红蛋白

D.抑制细胞色素氧化酶　　　E.Hb 与氧亲和力增高

31.氰化物中毒时最具特征的血氧变化是　　　　　　　　　　　　　　（　　）

A.氧容量降低　　　　　　B.动脉血氧含量正常　　C.静脉血氧含量降低

D.氧饱和度正常　　　　　E.动-静脉血氧含量差减小

32.吸氧疗法对下列哪种疾病引起的缺氧治疗效果最好　　　　　　　　（　　）

A.肺水肿　　　　　　　　B.失血性休克　　　　　　C.严重贫血

D.氰化物中毒　　　　　　E.亚硝酸盐中毒

B 型题

A.皮肤、黏膜发绀　　　　　　　　　　　　B.皮肤、黏膜呈樱桃红色

C.皮肤、黏膜呈玫瑰红色　　　　　　　　　D.皮肤、黏膜呈棕褐色

E.皮肤、黏膜呈苍白色

33.CO 中毒时　　　　　　　　　　　　　　　　　　　　　　　　　（　　）

34.严重贫血时　　　　　　　　　　　　　　　　　　　　　　　　　（　　）

35.氰化钾中毒时　　　　　　　　　　　　　　　　　　　　　　　　（　　）

36.肺心病患者　　　　　　　　　　　　　　　　　　　　　　　　　（　　）

A.左心衰竭　　　　　　B.贫血　　　　　　C.静脉血经短路(分流)流入动脉

D.氨中毒　　　　　　　E.氰化物中毒

37.乏氧性缺氧可见于　　　　　　　　　　　　　　　　　　　　　　（　　）

38.循环性缺氧可见于　　　　　　　　　　　　　　　　　　　　　　（　　）

39.血液性缺氧可见于　　　　　　　　　　　　　　　　　　　　　　（　　）

40.组织中毒性缺氧可见于　　　　　　　　　　　　　　　　　　　　（　　）

参考答案

实验一

1. B 2. C 3. A 4. C 5. D 6. A 7. B 8. E

实验二

1. B 2. A 3. C 4. D 5. A 6. B 7. D 8. C 9. D 10. C 11. C 12. B 13. A
14. C 15. A 16. B 17. A 18. D 19. C 20. A

实验三

1. A 2. B 3. D 4. E 5. D 6. B 7. A 8. C 9. E 10. A 11. C 12. D 13. D
14. C 15. C 16. A 17. D 18. E 19. B 20. A

实验四

1. E 2. B 3. D 4. E 5. D 6. C 7. A 8. D 9. B 10. E 11. D 12. B 13. C
14. A 15. B 16. D 17. A 18. C 19. D 20. C 21. A 22. D 23. D 24. C 25. B
26. C 27. D 28. E

实验五

1. D 2. A 3. C 4. D 5. E 6. E 7. B 8. C 9. E 10. D 11. C 12. E 13. D
14. D 15. C 16. A 17. E 18. B 19. C 20. A 21. A 22. D 23. C 24. B 25. A
26. D 27. E 28. D 29. B 30. E 31. A 32. D 33. B 34. C 35. E 36. C 37. E
38. E 39. D 40. B

实验六

1. A 2. E 3. E 4. A 5. D 6. C 7. C 8. C 9. B 10. B 11. D 12. E 13. D
14. A 15. D 16. D 17. E 18. B 19. C 20. A 21. E 22. B 23. C 24. A 25. D
26. A 27. B 28. C 29. E 30. D

实验七

1. C 2. D 3. B 4. B 5. A 6. C 7. E 8. A 9. E 10. A 11. B 12. D 13. D
14. B 15. B 16. E 17. E 18. C 19. B 20. D 21. E 22. B 23. D 24. E 25. B
26. A 27. C 28. C 29. D 30. B

实验八

1．B 2．E 3．E 4．B 5．D 6．B 7．C 8．C 9．B 10．E 11．C 12．D 13．D 14．B 15．E 16．A 17．A 18．C 19．E 20．D 21．B 22．D 23．E 24．A 25．C

实验九

1．C 2．E 3．A 4．D 5．B 6．B 7．B 8．A 9．C 10．A 11．B 12．E 13．E 14．D 15．A 16．D 17．E 18．C 19．B 20．A 21．E 22．D 23．B 24．A 25．E

实验十

1．D 2．A 3．B 4．A 5．B 6．A 7．C 8．A 9．D 10．C 11．E 12．B 13．D 14．C 15．B 16．E 17．C 18．D 19．A 20．E 21．B 22．C 23．D 24．B

实验十一

1．E 2．B 3．A 4．B 5．C 6．B 7．D 8．B 9．E 10．D 11．A 12．D 13．A 14．D 15．C 16．B 17．B 18．D 19．A 20．B 21．E 22．D 23．C 24．A 25．A 26．B 27．D 28．C 29．A 30．B 31．C 32．E 33．D 34．E 35．A 36．C 37．B 38．D

实验十二

1．B 2．C 3．E 4．B 5．E 6．A 7．B 8．C 9．D 10．C 11．B 12．C 13．A 14．B 15．E 16．E 17．C 18．E 19．C 20．B 21．D 22．A 23．B 24．A 25．D 26．C

实验十三

1．B 2．D 3．D 4．B 5．D 6．A 7．C 8．C 9．E 10．C 11．A 12．E 13．E 14．C 15．A 16．E 17．C 18．A 19．B 20．C 21．B 22．A 23．C 24．A 25．B 26．C 27．E 28．B 29．D

实验十四

1．A 2．C 3．D 4．D 5．C 6．C 7．E 8．B 9．A 10．D 11．A 12．A 13．D 14．E 15．B 16．E 17．D 18．C 19．E 20．A 21．B 22．C 23．A 24．C 25．A 26．B 27．C 28．E 29．E 30．D 31．E 32．B 33．B 34．E 35．C 36．A 37．C 38．A 39．B 40．E

参考文献

[1]崔秀娟,陈金宝,邱雪杉.病理学解剖彩色图谱.上海:上海科学技术出版社,2002.

[2]张莉.病理学实验与考试指导(双语版).北京:科学出版社,2006.

[3]李玉林.病理学.8版.北京:人民卫生出版社,2013.